KNAUR
MENSSANA

Über den Autor:

Der Ernährungswissenschaftler Dr. Malte Rubach hat nach Stationen in Gießen, San Diego und Madison im Bereich der Kaffeeforschung an der Technischen Universität München promoviert. Er ist ein gefragter Experte, wenn es rund um die Themen Lebensmittel, Ernährung, Nachhaltigkeit und Innovation geht. Seine Arbeiten wurden in internationalen Fachzeitschriften und Fachbüchern veröffentlicht sowie in Publikumsmedien wie der *The New York Times* und der *Folha de S.Paulo.* Als Referent ist es ihm eine Herzensangelegenheit, über Ernährungsmythen neutral und objektiv aufzuklären.

Dr. Malte Rubach

DIE GRÖSSTEN PLANT-BASED ERNÄHRUNGS-MYTHEN

Warum Veganer
nicht immer
recht haben,
aber manchmal
eben doch

KNAUR
MENSSANA

Besuchen Sie uns im Internet:
www.mens-sana.de

MIX
Papier | Fördert gute Waldnutzung
FSC® C014496

Originalausgabe November 2024

Ein Imprint der Verlagsgruppe
Droemer Knaur GmbH & Co. KG, München

Redaktion: Ulrike Strerath-Bolz
Covergestaltung: ZERO Werbeagentur, München
Coverabbildung: Favebrush / Shutterstock.com
Illustration im Innenteil: Favebrush / Shutterstock.com
Satz und Layout: Adobe InDesign im Verlag
Druck und Bindung: GGP Media GmbH, Pößneck
ISBN 978-3-426-44924-0

2 4 5 3 1

INHALT

VORWORT

Ernährung ist ein alltägliches Thema, denn jeder Mensch muss sich ernähren. Wer das Thema Ernährung auch über den eigenen Alltag hinaus verfolgt, wird in den letzten Jahren festgestellt haben, dass ein bestimmter Ernährungstrend die Debatte darüber, was eine gesunde und nachhaltige Ernährung eigentlich sein soll, dominiert: »plant-based«. Oder wie es auf Deutsch heißt: pflanzenbasierte Ernährung.

Für viele Menschen stehen dabei eine ganze Reihe von Fragen im Raum: Was heißt überhaupt pflanzenbasierte Ernährung? Wie pflanzenbasiert sollte die Ernährung denn sein, damit sie gesund und nachhaltig ist? Muss es vegane Ernährung sein oder wäre vegetarisch schon ausreichend? Und kann man überhaupt noch Milch trinken oder Fleisch essen? Oder was ist mit dem klassischen Frühstücksei?

Auf der anderen Seite stehen ebenso wichtige Fragen: Liefert pflanzenbasierte Ernährung nicht zu wenig Nährstoffe? Ist pflanzenbasierte Ernährung auch für Kinder geeignet? Bekomme ich mit Milch- und Fleischersatzprodukten tatsächlich die gleichen Nährstoffe wie durch tierische Lebensmittel? Und sind Sportler mit pflanzenbasierter Ernährung mehr oder weniger leistungsfähig?

Diese Fragen begegnen einem in der oftmals polarisierten Debatte über Ernährung. Dabei sollte Ernährung unkompliziert sein. Durch unsere M.R.EXPERT-Recherchereisen auf den unterschiedlichsten Kontinenten sind Marjorie Rubach und ich auf unzählige Weltanschauungen gestoßen. Diese definieren die Identität einer Gruppe und damit die (Ess-)Kultur ganzer Völker. Auch Geografie und (Land-)Wirtschaft bestimmen, wie sich ein Land ernährt oder ernähren kann. Müssen Menschen in Island also weniger Fisch konsumieren, um mehr pflanzenbasiert zu essen, obwohl es natürlicherweise eine ihrer Haupteiweißquellen ist? Ist der hohe Anteil vegetarischer Ernährung in Indien tatsächlich ein Indiz für bewusste Ernährung oder fehlt es dort schlicht an einem wichtigen Grundnahrungsmittel? Und sollten die Einwohner im ägyptischen Alexandria auf ihr traditionelles Frühstück mit Hühnerleber verzichten, wenn diese eine der wichtigsten Garanten für eine ausreichende Nährstoffversorgung ist?

Erlebnisse wie diese rufen uns immer wieder in Erinnerung, dass wir über den deutschen oder auch europäischen Tellerrand hinausblicken müssen, wenn es um Ernährung geht. Trends fokussieren sich oftmals auf einzelne Lebensmittelgruppen oder Nährstoffe, während die Menschheit schon immer alle ihr zur Verfügung stehenden Lebensmittel konsumiert hat, um überhaupt ausreichend Nährstoffe zu bekommen. Es kommt dabei weniger auf die Frage an, ob es pflanzliche oder tierische Lebensmittel sind, sondern dass wir bewusst konsumieren. Vor allem, wenn wir im Überfluss leben.

Ich wünsche viel Spaß beim Lesen!

Malte Rubach

EINLEITUNG

Ernährungstrends in Deutschland und weit über die Grenzen hinaus kennen eigentlich nur noch einen Namen: »plant-based«. Oder übersetzt: »pflanzenbasierte Ernährung«. Das kann überwiegend pflanzliche Nahrungsmittel bedeuten, vegetarisch oder auch vegan. Letzteres umfasst dann den vollständigen Verzicht auf tierische Lebensmittel, während vegetarische Ernährung Fleisch und je nach Stilrichtung auch mal Fisch, Eier oder Milch ausschließt. Hersteller von veganen und vegetarischen Lebensmitteln nutzen die steigende Aufmerksamkeit seit einigen Jahren ebenfalls, um ihre Produkte massiv zu bewerben.

Für die Motivation, beim »plant-based«-Trend mitzumachen, werden zahlreiche Argumente formuliert. Obwohl es in erster Linie darum geht, Menschen den Einstieg in eine pflanzenbasierte Ernährungsweise zu erleichtern, reichen die Themen Tierwohl/Tierleid oder Tierrechte meist nicht aus, um teils radikale Ernährungsumstellungen wie bei veganer Ernährung attraktiv zu machen. Andere Vorteile pflanzenbasierter Ernährung finden deutlich mehr Gehör in der breiten Öffentlichkeit – selbst wenn diese sich nicht nur auf pflanzenbasierte Ernährung beschränken –, vor allem die Schonung der Umwelt und Vorteile für die Gesundheit. Zahlreiche Werbeversprechen zielen daher darauf ab, den Konsum der Produkte direkt als Maßnahme gegen den Klimawandel zu propagieren, oder sie verheißen eine Senkung von Gesundheitsrisiken wie zum Beispiel Herz-Kreislauf-Erkrankungen, Diabetes mellitus Typ 2 oder Krebs. Das Motto lautet: »Tu dir selbst und der ganzen Welt etwas Gutes, und nebenbei bist du auch kein Tierquäler.« Oder wie es Eckart von Hirschhausen[1] gerne formuliert: »Klar ist: Mehr Pflanzen als Tiere zu essen, ist ein echter Verzicht. Ein Verzicht auf Herzinfarkt, Schlaganfall und Krebs.«

Vor allem in Zeiten weltbedrohender Krisen (z.B. Klimawandel, Corona-Pandemie, Ukraine-Krieg) werden viele Menschen zugänglicher als unter normalen Umständen. Mit dem eigenen Handeln kann jeder wenigstens ein bisschen was Gutes tun, lautet das Motto der Selbstwirksamkeit. Gut für mich, gut für alle, besser geht's nicht.

Allerdings ist den meisten Menschen angesichts all der hochtrabenden Versprechen nicht bekannt, dass die Argumente für mehr Umweltschutz oder Gesundheitsprävention durch pflanzenbasierte Ernährung sich kaum von denen für jede andere ausgewogene und abwechslungsreiche Ernährung unterscheiden. Und die allerwenigsten wissen, dass pflanzenbasierte Ernährung in manchen Umwelt- und Gesundheitsbelangen sogar schlechter abschneiden kann.

Fakten, die teilweise erst in den letzten Jahren durch anerkannte wissenschaftliche Institutionen veröffentlicht wurden und dies belegen, finden aufgrund der starken medialen Dominanz veganer und vegetarischer Lobby-Vereine, Influencer und Hersteller von Ersatzprodukten kaum Aufmerksamkeit in der Öffentlichkeit. Auf der anderen Seite werden insbesondere der veganen, aber auch vegetarischer Ernährung oftmals negative Auswirkungen auf die Gesundheit und Umwelt nachgesagt, die ebenso differenziert betrachtet werden müssen.

In diesem Buch werden in kurzer und eingänglicher Form die häufigsten Mythen über pflanzenbasierte Ernährung unter die Lupe genommen. Ziel ist es, informierte Entscheidungen für oder gegen bestimmte Ernährungsweisen, Lebensmittel oder Umweltauswirkungen möglich zu machen und mehr Selbstsicherheit für den eigenen Ernährungsstil zu fördern. Das Beste aus beiden Welten könnte doch ein Weg sein, der für (fast) alle Menschen funktioniert, oder?

TEIL 1

DIE ZEHN GRÖSSTEN »ANTI PLANT-BASED«-MYTHEN

Das Thema Ernährung hat eine besondere Bedeutung für die gesellschaftliche Debatte: Jeder interessiert sich irgendwann einmal dafür, denn schließlich muss sich jeder Mensch ernähren, von Kindesbeinen an. Doch spätestens dann, wenn die meisten Menschen in ein höheres Alter kommen, wenn körperliche Zipperlein oder auch ernsthafte gesundheitliche Probleme stärker in den Blick rücken, erhält die eigene Ernährung plötzlich eine sehr individuelle Bedeutung. In jüngeren Jahren sind es zwar eher andere Beweggründe wie z. B. das eigene Körperbild, der Klimawandel oder der Umgang mit Tieren in der Landwirtschaft, die zum Nachdenken über die eigene Ernährung anregen, aber sie führen oftmals zu demselben

Ergebnis: Eine pflanzenbasierte Ernährung bringe viele Vorteile auf einen Schlag mit sich. Schließlich werden durch weniger Konsum tierischer Lebensmittel auch weniger Tiere gehalten oder getötet, und es entstehen rein rechnerisch auch weniger Umweltfolgen. Obendrein soll eine pflanzenbasierte Ernährung auch noch gesünder sein und pflanzenbasierte Ernährung kann beim Gewichtsmanagement helfen. Was spricht also dagegen?

Die Auswirkungen unserer Ernährung auf die Umwelt und das Klima hängen selbstverständlich nicht von uns allein ab, die eigene Gesundheit sollte aber doch direkt profitieren können. So ist es auch zu erklären, dass die Gesundheit direkt nach Geschmack, Tierschutz und Umwelt/Klima die häufigste Motivation für eine vegetarische oder vegane Ernährung ist[1]. Doch es gibt einen entscheidenden Nachteil pflanzenbasierter Ernährung: Sobald ein Lebensmittel wie Fleisch oder sogar alle tierischen Lebensmittel ausgeschlossen werden, steigt das Risiko für einen Nährstoffmangel. Gleiches gilt natürlich auch, wenn einfach insgesamt weniger tierische Lebensmittel gegessen werden. Außerdem existieren auch über pflanzliche Lebensmittel wie Soja oder pflanzliches Eiweiß diverse Gesundheitsmythen. Das verunsichert verständlicherweise viele Menschen, die sich für eine pflanzenbasierte Ernährung entscheiden. Was ist also dran, und wie kann es richtig funktionieren? Zeit, einigen Mythen über pflanzenbasierte Ernährung auf den Grund zu gehen.

Mythos 1

PFLANZENBASIERTE NAHRUNG LIEFERT ZU WENIGE NÄHRSTOFFE

Um zu verstehen, was pflanzenbasierte Ernährung ist, macht es Sinn, diesen Begriff erst einmal zu definieren. Die Deutsche Gesellschaft für Ernährung[2] (DGE) sagt dazu, dass eine pflanzenbasierte Ernährung zu einem großen Anteil aus Lebensmitteln pflanzlicher Herkunft besteht, sie machte aber bisher keine Angaben darüber, wie hoch der Anteil pflanzlicher Lebensmittel sein sollte. Eine Ernährung nach den alten Empfehlungen[3] der DGE entspräche allerdings einer pflanzenbasierten Ernährung, so die Fachgesellschaft, die in Deutschland offiziell definiert, was eine ausgewogene und abwechslungsreiche Ernährung ist.

Schaut man direkt in den früheren Empfehlungen[4] nach, welche Mengen einzelner Lebensmittelgruppen täglich verzehrt werden sollten, dann wären dies etwa 63 Prozent pflanzliche Lebensmittel, sagen wir also grob, mehr als 60 Prozent. Seit März 2024 empfiehlt die DGE einen Anteil von mindestens 75 Prozent pflanzlicher Lebensmittel. Stellt man eine zu 100 Prozent pflanzenbasierte Ernährung dagegen, also eine vegane Ernährung, dann ist zwischen 60 Prozent und 100 Prozent pflanzlichen Lebensmitteln also eine ganze Menge an unterschiedlichen Varianten möglich.

Dazu zählt dann selbstverständlich auch eine vegetarische Ernährung, bei der Fleisch und Fleischprodukte rausfallen, aber Milch und Milchprodukte sowie Eier und in einer Variante auch Fisch und Meeresfrüchte gegessen werden. Auch die sogenannte flexitarische Ernährung ist eine pflanzenbasierte Ernährung, selbst wenn dabei ein- bis maximal dreimal pro Woche Fleisch in geringen Mengen konsumiert wird.

Sieht man sich nun an, wie hoch laut der Welternährungsorganisation FAO[5] der Versorgungsgrad der gesamten Bevölkerung in Deutschland mit pflanzlichen Lebensmitteln inklusive Getränke auf Basis pflanzlicher Rohstoffe ist, dann liegt dieser bei 65 Prozent. Wir haben also faktisch in Deutschland bereits eine pflanzenbasierte Ernährung, die auch im Großen und Ganzen kein Risiko für einen Nährstoffmangel begründet. Jedenfalls nicht in einem besorgniserregenden Maße.

Laut dem 12. Ernährungsbericht der DGE[6] erreichen wir in Deutschland mit dem gegenwärtigen Ernährungsmuster im Durchschnitt die Zufuhrempfehlungen für die meisten Vitamine und Mineralstoffe. *Zufuhrempfehlungen* für Nährstoffe sollten dabei nicht mit dem *Nährstoffbedarf* verwechselt werden, der notwendig ist, um sämtliche Funktionen des Körpers aufrechtzuerhalten[7]. Aus Studien kann ein durchschnittlicher Nährstoffbedarf ermittelt werden, mit dem rechnerisch 50 Prozent der Bevölkerung ausreichend versorgt wären. Die Zufuhrempfehlung enthält dagegen nochmals einige Sicherheitszuschläge, die ausreichend hoch sind, um den Bedarf möglichst aller gesunden Menschen zu decken. Damit wird berücksichtigt, dass nicht jeder Mensch jeden Tag genau die Menge an Nährstoffen aufnimmt, die für die Deckung des Nährstoffbedarfs notwendig wäre, da die meisten Menschen keinem ausgeklügelten Ernährungsplan folgen, sondern nach Lust und Laune essen. Wenn also die Zufuhrempfehlungen trotzdem mit dem gängigen Ernährungsmuster erreicht werden, dann spricht das insgesamt für eine mehr als ausreichende Versorgung mit Nährstoffen. Die Daten der DGE sind zwar bald schon zwanzig Jahre alt, doch aktuellere Studien zeigen, dass sich das Ernährungsmuster in Deutschland trotz aller Trends zum Veganismus und Vegetarismus nicht maßgeblich geändert hat[8]. Als Nährstoffe mit potenzieller Mangelversorgung werden im Ernährungsbericht der DGE dennoch genannt: Folsäure, Kalzium, Jod und bei Frauen Eisen.

Und an dieser Stelle gerät auch das tatsächliche oder angebliche Mangelrisiko pflanzenbasierter Ernährung in den Blick, wenn wir uns nämlich ansehen, durch welche Lebensmittel in der deutschen Ernährung wir am meisten von genau diesen Nährstoffen aufnehmen[9]: Hauptquellen für Folsäure in der deutschen Ernährung sind Gemüse, Brot, Obst- und Gemüsesäfte, Milch und Milcherzeugnisse sowie ganzes Obst. Mit mehr pflanzlichen Lebensmitteln ließe sich die Zufuhr also gut steigern, sodass die Versorgung im Durchschnitt der Bevölkerung verbessert würde. Bei den anderen Nährstoffen sieht es dagegen umgekehrt aus. Milch und Milchprodukte liefern 43 Prozent des Kalziums in unserer Ernährung, gefolgt von alkoholfreien Getränken, die Kalzium enthalten, und, wer hätte das gedacht: Süßwaren. Kalzium ist in manchen Zutaten und Zusatzstoffen enthalten, sodass verarbeitete Lebensmittel tatsächlich eine Kalziumquelle sein können. Unser Jod stammt zu 23 Prozent aus Milch und Milchprodukten, zu 18 Prozent aus alkoholfreien Getränken, zu 16 Prozent aus Fisch und Fischprodukten und zu immerhin zehn Prozent aus alkoholischen Getränken. Das Eisen in unserer Ernährung stammt mit 22 Prozent hauptsächlich aus Fleisch und Fleischprodukten. Brot liefert noch mal 21 Prozent, alkoholfreie Getränke 13 Prozent. Alle anderen Lebensmittelgruppen liegen bei sämtlichen hier betrachteten Nährstoffen nur im einstelligen Prozentbereich.

Eines ist damit klar: Wenn bereits bei unserem derzeitigen Ernährungsmuster manche Menschen ein Mangelrisiko für diese Nährstoffe haben und wenn gleichzeitig zu den Hauptquellen für diese Nährstoffe Milch und Fleisch gehören, dann erhöht sich das Risiko für einen Mangel weiter, sobald diese

Lebensmittel teilweise oder gänzlich vom Speiseplan verschwinden.

Nehmen wir zum Beispiel bei vegetarischer Ernährung Fleisch und Fleischwaren aus der Liste der verfügbaren Lebensmittel heraus, dann müssen dafür andere Lebensmittel pflanzlicher oder auch tierischer Art einen Ausgleich schaffen. Das gilt neben Eisen auch für Vitamin A, Vitamin B_1, Vitamin B_2, Vitamin B_3, Vitamin B_6, Vitamin B_{12}, Pantothensäure, Zink und generell Protein. Alle diese Nährstoffe werden zwischen zehn und 25 Prozent durch den Verzehr von Fleisch und Fleischwaren aufgenommen. Vegetarische Ernährung bietet mit Milch und Milchprodukten, Eiern und Fisch Alternativen zum Fleisch an, die zusammen mit Vollkorngetreide und Hülsenfrüchten einen Ausgleich schaffen können. Die Ernährung muss dazu allerdings bewusst geplant werden, und es sollte ein Basiswissen über die Nährstoffzusammensetzung von Lebensmitteln vorhanden sein. Einfach nach Lust und Laune zu essen, ist dann nur noch eingeschränkt möglich.

Noch schwieriger, wenn auch nicht unmöglich, wird es bei einer rein pflanzlichen Ernährung, also der veganen Ernährung. Hier fallen neben Fleisch auch noch Milch, Eier und Fisch weg. Damit ist die für die vegetarische Ernährung gut besetzte Ersatzbank nährstoffreicher tierischer Lebensmittel leer, und sämtliche Nährstoffe müssten nun über pflanzliche Lebensmittel zugeführt werden. Außer den schon genannten Nährstoffen betrifft dies zusätzlich Kalzium, Jod und Biotin sowie Vitamin D. Letzteres wird zwar vor allem vom Körper selbst gebildet, dafür muss aber die Sonne scheinen und ein ausreichender Aufenthalt im Freien zur Lebensweise gehören. Und vor allem: Die Ernährung muss genau geplant werden, denn ohne Weiteres lassen sich nicht alle Nährstoffe in ausreichender Menge durch pflanzliche Lebensmittel aufnehmen. Vitamin B_{12} muss sogar durch Nahrungsergänzungsmittel eingenommen werden, da es in pflanzlichen Lebensmitteln bis auf sehr geringe Mengen in fermentierten Gemüsen gänzlich fehlt. Zwar lassen sich durch die Hinzunahme spezieller Lebensmittel wie mancher Algen oder angereicherter Öle und die Steigerung des Verzehrs an Getreide, Nüssen, Samen und Hülsenfrüchten einige Nährstoffe wie Eisen, Jod oder einige B-Vitamine bis zu einem gewissen Grad in ihrer Zufuhr steigern, allerdings verlangt das auch eine sehr gezielte Auswahl von Lebensmitteln und Zutaten. Zudem enthalten pflanzliche Lebensmittel Nährstoffe wie Eisen oder Kalzium nicht in der gleichen bioverwertbaren Form, die in tierischen Lebensmitteln enthalten ist. Die Aufnahme der Nährstoffe über den Darm in den Körper findet daher nicht mit der gleichen Ausbeute statt. Zusätzlich sind in pflanzlichen Lebensmitteln noch sogenannte Antinutritiva (Antinährstoffe) vorhanden, womit Substanzen gemeint sind, die eine Hemmung der Nährstoffaufnahme im Darm bewirken. Durch diese zwei Faktoren ist die Verfügbarkeit von Nährstoffen aus pflanzlichen Lebensmitteln also insgesamt geringer als aus tierischen Lebensmitteln. Im Umkehrschluss muss mehr davon gegessen werden, um auf die gleiche Ausbeute an Nährstoffen zu kommen, was zur Herausforderung werden kann, sowohl bei der Planung und Umsetzung der Mahlzeiten als auch in Bezug auf die individuelle Verdauung.

Und als wäre das noch nicht genug, kommt noch eine weitere Einschränkung hinzu: Das pflanzliche Protein enthält zwar sämtliche für den menschlichen Körper notwendigen essenziellen Aminosäuren (die Bausteine der Proteine), jedoch wiederum nicht in den Mengen, die in tierischem Protein vorkommen. Auch hier muss also durch die richtige Kombination pflanzlicher Proteine und die entsprechende Menge ein Ausgleich geschaffen werden (mehr dazu im nächsten Kapitel). Neben der Proteinqualität sind auch mehrfach ungesättigte Fettsäuren (Eicosapentaensäure und Docosahexaensäure) ein möglicher Mangelfaktor, da diese nur in Fischöl beziehungsweise -fett vorkommen. Der komplette Verzicht auf tierische Lebensmittel begründet also zwangsweise eine sehr gute Planung der Ernährung und setzt ein hohes Maß an Ernährungswissen sowie die Einnahme von Nahrungsergänzungsmitteln voraus.

Nachdem wir uns die drei großen Ernährungsmuster angesehen haben, können wir folgendes Fazit ziehen: Wir ernähren uns in Deutschland bereits weitestgehend pflanzenbasiert, und im Durchschnitt ist die Bevölkerung mit wenigen Ausnahmen gut mit Nährstoffen versorgt. Das Risiko für einen Mangel ist gering bis nicht vorhanden. Eine rein pflanzenbasierte Ernährung wie die vegane Ernährung birgt hingegen ein großes Risiko für einen Nährstoffmangel, wenn sie nicht bewusst geplant wird und keine Nahrungsergänzung zum Einsatz kommt. Für manche Bevölkerungsgruppen, z.B. Kinder, Jugendliche, Schwangere, ältere Menschen oder Sportler, ist diese Ernährungsweise daher mit einem erhöhten gesundheitlichen Risiko verbunden. Dazwischen liegen die vegetarische und die flexitarische Ernährung; beide sind in höherem Maße pflanzenbasierter als unsere derzeitige Standard-Ernährungsweise und lassen sich ohne großes Risiko für einen Nährstoffmangel umsetzen (ob für alle Menschen inklusive Kindern, Jugendlichen, Schwangeren und älteren Menschen wird in weiteren Kapiteln besprochen). Eine pflanzenbasierte Ernährung liefert also nicht zu wenig Nährstoffe, solange tierische Lebensmittel nicht vollständig vom Speiseplan verschwinden und die Ernährung bewusst geplant wird.

Mythos 2

PFLANZLICHES PROTEIN IST MINDERWERTIG

Proteine sind die Baustoffe des Lebens. Das ist keine Übertreibung, denn jedes Lebewesen im Tierreich besteht zu einem großen Teil aus Protein, und selbst Pflanzen, Bakterien und Pilze kommen nicht ohne diesen Baustoff aus. Jeder Organismus hat einen Stoffwechsel, der auf der Arbeit und der spezifischen Funktionsweise vieler Proteine basiert, der Enzyme. Außerdem bestehen Strukturen wie Muskeln und Bindegewebe aus Proteinen. Das Gleiche gilt für unser Immunsystem sowie Haut, Haare und Nägel. Proteine sind also unentbehrlich, nur können wir Menschen sie nicht einfach so selbst bilden, denn für Proteine braucht es Stickstoff. Nun kommt Stickstoff natürlicherweise und in großen Mengen in unserer Atemluft vor; diese besteht zu 80 Prozent aus Stickstoff. Allerdings atmen wir Stickstoff nur ein und aus, unser Körper kann ihn nicht festhalten. Pflanzen haben hingegen in Kombination mit bestimmten Bodenbakterien die Fähigkeit entwickelt, Stickstoff aus der Luft zu holen, und somit steht die Grundzutat für die Bildung von Proteinen bereit. Ein weiterer Weg ist die Nutzung von Stickstoffdünger, der den Pflanzen auch ohne die Zuarbeit von Bakterien ausreichend Stickstoff direkt im Boden zur Verfügung stellt.

Auf welchem Weg auch immer, der Mensch und letztlich auch sämtliche anderen Tiere können den Stickstoff nur über pflanzliche Nahrung aufnehmen, deren Proteine dann während der Verdauung in ihre Bestandteile, die Aminosäuren, zerlegt werden und dem Körper anschließend für Aufbau eigener Proteine zur Verfügung stehen. So sieht es zumindest für reine Pflanzenfresser aus. Reine Fleischfresser profitieren von pflanzlichen Proteinen indirekt, denn das Fleisch, das sie essen, stammt zwangsläufig von anderen Tieren oder Organismen, die sich entweder von Pflanzen ernähren oder aber wiederum von anderen Tieren ... und so weiter. Irgendwo in dieser Nahrungskette kommen unweigerlich Pflanzen ins Spiel.

Mischköstler wie der Mensch können pflanzliche und tierische Proteinquellen aller Art nutzen, bei anderen Tieren vollzieht sich die Nutzung auf dem eben beschriebenen Umweg. Letztlich ist aber das gesamte Ernährungssystem per se pflanzenbasiert.

Wenn das so ist, so die Logik mancher Verfechter der veganen Ernährung, dann können wir Menschen die Pflanzen ja auch direkt essen und die Zwischenstation Tier einsparen. Auf diese Weise ließen sich schließlich unzählige Tierleben schonen genauso wie Ressourcen, denn ohne Futtermittelanbau stünden mehr landwirtschaftliche Flächen für den Anbau von Nahrungspflanzen zur Verfügung. Auf der anderen Seite wird entgegnet, dass die Rechnung nicht so einfach aufgeht, denn schließlich könnten wir auf diese Weise zwar genügend Energie in Form von Kalorien bekommen, aber nicht ausreichend hochwertiges Protein; schließlich sei das pflanzliche Protein dem tierischen Protein in seiner Qualität nicht ebenbürtig.

Was stimmt nun? Und gibt es einen Ausweg aus dem Dilemma?

Zunächst ist generell festzuhalten: Da unser Körper Stickstoff benötigt, ist die Zufuhr von Proteinen für uns überlebenswichtig, und damit ist jede Proteinquelle eine gute Proteinquelle, unabhängig davon, ob sie pflanzlicher oder tierischer Natur ist. Nun gibt es aber ein paar Feinheiten zu beachten. Aufgrund der Tatsache, dass auch der Mensch ein Tier ist, liegt die Zusammensetzung der Aminosäuren tierischer Proteine näher an unseren körperlichen Bedürfnissen als die von pflanzlichen Proteinen. Man spricht hierbei auch von der Wertigkeit von Proteinen. Darin ist im Sinne des Nährstoffkreislaufs auch begründet, dass auf der Stufe der Nahrungskette, die vor dem Menschen liegt, Tiere existieren, die durch den Verzehr von Pflanzen eigene tierische Proteine bilden können. Nur so entstehen in der Nahrungskette Proteine, die für den Menschen nahezu gleichwertig sind und somit sämtliche Aminosäuren auf einen Schlag und in ausreichender Menge enthalten, die unser Körper benötigt. Pflanzliche Lebensmittel enthalten zwar generell auch sämtliche Aminosäuren, allerdings in unterschiedlichen Mengen. Während man sich also ohne Probleme mit einem tierischen Lebensmittel sämtliche Aminosäuren in der passenden Menge zuführen kann, brauchen wir mehrere unterschiedliche pflanzliche Proteinquellen, um zu einem befriedigenden Ergebnis zu kommen.

Den bedeutenden Unterschied machen dabei vor allem die sogenannten essenziellen Aminosäuren aus: Diese neun Aminosäuren kann der menschliche Körper nicht aus anderen Aminosäuren herstellen, sie müssen daher immer ausreichend und direkt über die Nahrung aufgenommen werden, was durch tierische Proteine leichter gelingt.

Hinzu kommt noch ein weiterer Unterschied: Pflanzliche Proteine weisen eine schlechtere Verdaulichkeit auf als tierische Proteine. Sie enthalten also nicht nur geringere Mengen essenzieller Aminosäuren, sondern es kommt auch weniger davon im Körper an. Rechnet man beide Faktoren zusammen, so ergibt sich ein klares Gesamtbild[10]: Kasein, ein Milchprotein, hat die höchste Proteinqualität, gefolgt von Fleisch und Eiern. Dann erst folgen die ersten pflanzlichen Lebensmittel: Kartoffeln, Soja, Erbsen, Lupine, Hafer, Fava-Bohnen, Hanf, Weizen, Reis und Mais. Pflanzlichen Proteinen fehlt es dabei meist an den essenziellen schwefelhaltigen Aminosäuren Methionin und Cystein, wenn es sich um Hülsenfrüchte handelt, und Lysin, wenn es sich um Getreide handelt.

Doch ist pflanzliches Protein deshalb minderwertig?

Nein, denn durch die Kombination mehrerer pflanzlicher Proteinquellen lässt sich die gleiche Wertigkeit wie von tierischem Protein herstellen. Zum Beispiel können Mais oder Weizen mit Kartoffeln oder Hülsenfrüchten kombiniert werden, sodass eine hochwertige Mischung entsteht. Das muss nicht unbedingt innerhalb einer einzigen Mahlzeit erfolgen, sondern kann auch über den Tag verteilt sein. Pflanzliches Protein ist also an sich nicht minderwertig, allerdings kann eine einseitige Auswahl proteinhaltiger pflanzlicher Lebensmittel zu einer Unterversorgung mit essenziellen Aminosäuren führen. Ursache dafür kann mangelndes Wissen oder die mangelnde Verfügbarkeit ausreichend unterschiedlicher pflanzlicher Proteinquellen sein wie auch, dass insgesamt zu geringe Mengen an pflanzlichem Protein verzehrt werden. Menschen, die sich bewusst vegan oder vegetarisch ernähren, achten daher meist gut darauf, unterschiedliche pflanzliche Proteinquellen zu kombinieren und in ausreichenden Mengen zu konsumieren. Selbst im Leistungssport ist eine vegane oder vegetarische Ernährung realisierbar[11].

Dabei muss man allerdings eine wichtige Unterscheidung vornehmen: Menschen in Ländern mit einer insgesamt schlechten Lebensmittelversorgung haben oftmals nicht die Möglichkeit, sich aus mehreren pflanzlichen Proteinquellen zu bedienen. Sieht man sich die Muster in der Lebensmittelversorgung der unterschiedlichen Weltregionen an[12], so ergibt sich folgendes Bild: In Europa stammen 21 Prozent der Proteinversorgung aus Weizen, aber insgesamt 56 Prozent liefern tierische Lebensmittel. Auch in Ozeanien stammen 21 Prozent des Proteins aus Weizen und sogar 64 Prozent des gesamten Proteins aus tierischen Lebensmitteln. In Nordamerika ist es mit 17 Prozent etwas weniger Weizenprotein, aber auch dort stammen 65 Prozent des gesamten Proteins aus tierischen

Lebensmitteln. Die Proteinqualität erreicht in Europa 95 von 100 Punkten und in Ozeanien und Nordamerika 97 beziehungsweise 100 Punkte[13]. In Afrika erreicht die Proteinqualität nur 45 Punkte, in Asien 60 Punkte und in Lateinamerika 67 Punkte. Die Proteinversorgung in Afrika stammt zu 37 Prozent aus den Getreiden Weizen, Mais und Reis, tierische Lebensmittel machen insgesamt nur 21 Prozent aus. Es fehlt also an ausreichend Protein aus Hülsenfrüchten oder tierischen Quellen. In Asien liefern Weizen und Reis 38 Prozent des Proteins, tierische Lebensmittel nur 35 Prozent. Und selbst in Lateinamerika, wo der Anteil tierischen Proteins schon bei 44 Prozent liegt, ist die Proteinqualität noch nicht auf dem Niveau westlicher Gesellschaften. Der Grund ist einfach: Die Verfügbarkeit und Vielfalt pflanzlicher Proteinquellen reicht nicht aus, um den Bedarf an essenziellen Aminosäuren bevölkerungsweit zu decken. In Asien und Afrika nicht einmal ansatzweise.

Wie lässt sich die Frage, ob pflanzliches Protein minderwertig ist, also abschließend beantworten? Bei einem breiten und abwechslungsreichen Angebot pflanzlicher Proteinquellen kann die Proteinqualität einzelner pflanzlicher Lebensmittel durch gute Planung und Kombination auf das Niveau tierischer Lebensmittel angehoben werden. Ob dies nur für einzelne Individuen oder die gesamte Bevölkerung möglich ist, hängt allerdings von der Lebensmittelversorgung eines Landes oder einer Region ab. Selbst in den westlichen Gesellschaften wäre bei Wegfall tierischer Proteine fraglich, ob dies gelingen könnte, denn die zum Anbau von Hülsenfrüchten geeigneten landwirtschaftlichen Ackerflächen sind begrenzt. In den Gesellschaften des globalen Südens ist es gegenwärtig so, dass das vorhandene Lebensmittelangebot nicht ausreicht, um eine gute bis sehr gute Proteinqualität bevölkerungsweit zu garantieren – egal, ob pflanzlich oder tierisch.

Mythos 3

SOJA VERURSACHT BRUSTKREBS UND VERWEIBLICHT MÄNNER

Mit der Frage, wie es bei einer pflanzenbasierten Ernährung gelingt, ausreichend Protein aufzunehmen, kommt auch automatisch Sojaprotein ins Spiel. Es ist verhältnismäßig hochwertig und lässt sich vielfältig verarbeiten. Sollte Sojaprotein in den 1970er-Jahren noch unter dem Namen »TVP« (TVP steht für »textured vegetal protein«) die große Proteinrevolution einläuten und landete dann nach einem kurzen Hype als Nischenprodukt in Reformhäusern, sind heutige Produkte auf Basis von Sojaprotein um Lichtjahre weiterentwickelt. Tofu gibt es in allen Ausführungen und Konsistenzen; Sojadrinks, -joghurts, -geschnetzeltes und -mehle für eigene Kreationen gibt es in jedem Supermarkt.

In Asien gehören die Sojabohne und ihre Verarbeitungsprodukte zur Ernährungskultur wie in Deutschland das Sauerkraut. Doch trotz dieser weltweiten Beliebtheit gibt es immer wieder »Ernährungsexperten«, die in Ratgebern, Social Media oder im Bekanntenkreis einen gut gepflegten Mythos heraufbeschwören: Soja enthält hormonähnliche Substanzen, sogenannte Phytoöstrogene, in der Sojabohne werden sie auch als Isoflavone bezeichnet. Von diesen Phytoöstrogenen wird behauptet, sie könnten Krebs auslösen und bei Männern zu einer Verweiblichung führen, da es sich ja um Substanzen handelt, die dem weiblichen Geschlechtshormon Östrogen ähnlich sind.

Noch mehr Verwirrung kommt allerdings ins Spiel, wenn auf der anderen Seite sogar eine schützende Wirkung der hormonähnlichen Substanzen in Bezug auf Brustkrebs unterstellt wird. Schließlich sei, so heißt es, die Häufigkeit von Brustkrebs in Ländern mit einem hohen Konsum von Sojaprodukten vergleichsweise gering, z. B. in Japan. Größere Übersichtsstudien deuten ebenfalls in diese Richtung[14].

Um der Sache auf den Grund zu gehen, ist ein kurzer Exkurs in die Mechanismen der Krebsentstehung hilfreich. Krebs entsteht in drei Phasen. In der ersten Phase, der sogenannten Initiation, wird die Erbinformation unserer Gene durch krebserregende Stoffe oder Fehler während der Zellteilung verändert. Es kommt zu einer Genmutation. Bekannte krebsauslösende Stoffe sind sowohl natürlich vorkommende Substanzen wie Pilzgifte, die auch in Lebensmitteln vorkommen können, als auch bewusst oder unbewusst aufgenommene Substanzen aus unserer selbst geschaffenen Umgebung, wie Tabakrauch oder Asbest. Zu Genmutationen kommt es sprichwörtlich rund um die Uhr, und zwar in einer Größenordnung von Milliarden bis Billionen[15]. Dennoch erkrankt bekannterweise nicht jeder Mensch sofort oder überhaupt an Krebs, und das hat einen guten Grund: Unser Körper verfügt über ein Arsenal an Schutz- und Reparaturmechanismen, um Mutationen zu verhindern oder wieder zu korrigieren. Sollte dies nicht gelingen, kann er Körperzellen, die eine Mutation tragen, sogar komplett entsorgen: mittels eines Vorgangs, der als Apoptose bezeichnet wird. Zellen mit mutierten Genen werden dabei durch einen programmierten Zelltod daran gehindert, sich weiter zu teilen. Das Problem ist nun, dass diese körpereigenen Schutzmechanismen mit dem Alter immer fehleranfälliger werden, weshalb Krebserkrankungen insgesamt mit dem Alter stark zunehmen. Krebs entwickelt sich allerdings nur, wenn eine der vielen Mutationen zufällig auf einem Gen stattfindet, wo auch die Kontrolle der Zellteilung abgespeichert ist. Ansonsten bleiben die meisten Mutationen unbemerkt oder haben in der Menschheitsgeschichte sogar dazu geführt, dass sie unser Überleben vereinfacht haben, zum Beispiel, als zumindest ein erheblicher Anteil von uns die Fähigkeit erlangte, Milchzucker über das Säuglingsalter hinaus verdauen zu können.

Doch was passiert, wenn sich eine Mutation auf dem Gen zur Zellteilung durchgesetzt hat und diese Zelle nun damit beginnt, sich unbegrenzt zu vermehren? In dieser Phase der sogenannten Promotion kommen auch Substanzen wie Hormone ins Spiel, also Substanzen, die generell die Zellbildung und das Zellwachstum anregen. Sie tun dies ganz im natürlichen Sinne, doch im Fall einer entarteten Zelle führt diese Stimulation zur Tumorbildung, weil aus den entarteten Zellen nun echte Tumorzellen hervorgehen. Der Übergang von der initiierten Zelle zu einer Tumorzelle hängt dabei auch wieder von äußeren Einflüssen wie der Wachstumsstimulation durch Hormone ab. Ist der Stimulus schwach, bleibt die Krebsentstehung an dieser Stelle stehen, größeres Unheil wird vermieden.

In der letzten Phase der Krebsentstehung, der Progression, wurden in der Tumorzelle sämtliche Kontrollmechanismen außer Kraft gesetzt, und die unkontrollierte Zellteilung nimmt ihren Lauf. Erst ab einem gewissen Stadium sind die so entstehenden Zellgewebe spürbar und sichtbar, sodass Krebs ohne gezielte Früherkennung oft erst in diesem Stadium erkannt und behandelt werden kann. Je nachdem, wie aggressiv der Tumor ist, wandern Tumorzellen auch in andere Körpergewebe ein, und es kommt zu der gefürchteten Verbreitung der Krebsgeschwüre im gesamten Körper, der sogenannten Metastasenbildung. Je weiter die Entwicklung fortgeschritten ist, desto geringer sind die Heilungschancen.

Kein Wunder, dass man bei dieser Aussicht jedes Risiko für die Entstehung einer Krebserkrankung vermeiden will. In Fragen der Ernährung war es leider schon immer so, dass aufgrund der Angst vor Krebs einzelne Lebensmittel mal als Wundermittel gehypt wurden und mal als Krebsauslöser verdammt. Letzteres wird oftmals von einschlägigen Stimmen und Organisationen genutzt, um tierische Lebensmittel als gesundheitsschädlich zu diskreditieren (mehr dazu im zweiten Teil des Buches). Auf der anderen Seite wird dieses Argument ebenso verwendet, um Lebensmittel wie Soja in Verruf zu bringen. Die Internationale Krebsforschungsagentur IARC der Vereinten Nationen führt eine lange Liste[16], in der sämtliche Substanzen aufgeführt sind, die unter Verdacht stehen, das Krebsrisiko zu steigern. Bekannt ist in der Regel, dass verarbeitetes Fleisch und rotes Fleisch in dieser Liste stehen (mehr dazu im zweiten Teil des Buches). Weniger bekannt ist, dass auch Tee, Kaffee, Aloe vera oder eingelegtes Gemüse in dieser Liste zu finden sind. Auch Acrylamid darf nicht fehlen, das wir hauptsächlich über pflanzliche Lebensmittel wie erhitzte Kartoffel- und Getreideprodukte oder Kaffee aufnehmen. Im Falle von Kaffee und Tee hat sich der Verdacht allerdings nicht erhärtet, weshalb sie nun in der Kategorie 3 aufgeführt sind, wo alle Substanzen und Stoffe landen, die sozusagen einen Freispruch erhalten haben.

Die gute Nachricht ist schon einmal, dass Soja oder auch die Phytoöstrogene der Sojabohne überhaupt nicht in dieser Liste auftauchen. Sehr wohl taucht allerdings das weibliche Geschlechtshormon Östrogen auf, und zwar, wenn es in einer Hormonersatztherapie post-menopausaler Frauen eingesetzt wird. Denn wie weiter oben gesehen, kann bei Frauen in dieser Altersklasse ein bereits initiierter, aber bisher unauffälliger Tumor oder seine Vorstufe ausgerechnet durch eine Stimulation mit Wachstumshormonen weiter angeregt werden. Und hierin liegt dann auch der Warnhinweis bezüglich Soja und den enthaltenden Phytoöstrogenen begründet, wie es schon vor über einem Jahrzehnt das Bundesamt für Risikobewertung[17] formuliert hat: »Da Frauen in und nach der Menopause ohnehin ein erhöhtes Brustkrebsrisiko aufweisen, ist die längerfristige Einnahme von Nahrungsergänzungsmitteln mit einem hohen Gehalt an Isoflavonen für diese Verbrauchergruppe nicht ohne Risiko.« Dies gilt allerdings vor allem für Nahrungsergänzungsmittel oder Ergänzungsdiäten mit extrem hohen Mengen an Sojaprodukten. Für den normalen Verzehr von Soja gibt es bislang keine Anzeichen für eine positive oder negative Auswirkung auf das Brustkrebsrisiko. Das hat auch nochmals eine aktuellere Studie[18] ergeben, die nur die Ergebnisse von qualitativ sehr hochwertigen Studien (sogenannte randomisierte kontrollierte Interventionsstudien oder kurz RCT-Studien) zusammengefasst hat: »Es gibt kaum Hinweise darauf, dass eine Isoflavonbehandlung Risikofaktoren für Brustkrebs bei Frauen vor und nach der Menopause moduliert.« Mit anderen Worten: Wenn isolierte Phytoöstrogene aus der Sojabohne nachweislich weder einen schützenden noch risikosteigernden Effekt auf Brustkrebs haben, dann trifft dies auf Phytoöstrogene aus Sojabohnen beziehungsweise daraus hergestellten Produkten in den üblichen Mengen erst recht nicht zu.

Doch was sind nun übliche Mengen?

Daten über den Konsum von Sojabohnen gibt es bei der Welternährungsorganisation FAO[19]. Die FAO erfasst nicht, ob Sojabohnen in Form von Tofu, Sojadrinks oder Soja-Bolognese konsumiert wurden, sondern die Menge Sojabohnen, aus denen alle diese Produkte einmal entstanden sind. Damit haben wir einen guten Überblick. Weltweit liegt der Durchschnittsverzehr bei 1,77 Kilogramm pro Kopf, doch das täuscht: Während Menschen in Asien nämlich 2,75 Kilogramm pro Kopf konsumieren, liegt der Durchschnitt im Rest der Welt nur bei 0,11 bis 0,42 Kilogramm. Damit können wir arbeiten. Gerne wird mit Bezug auf Brustkrebs argumentiert, dass Frauen in Japan seltener erkranken als zum Beispiel Frauen in Deutschland. Laut Global Cancer Observatory[20] ist das korrekt: In Deutschland erkranken mehr als doppelt so viele Frauen an Brustkrebs wie in Japan, und in Deutschland liegt der Konsum von Sojabohnen bei 1 Kilogramm gegenüber 8 Kilogramm in Japan. In Südkorea erkranken sogar noch weniger Frauen als in Japan an Brustkrebs, und dort isst man ebenfalls rund 7 Kilogramm Sojabohnen pro Kopf. Doch wenn es wirklich an den Sojabohnen läge, dann dürften die Frauen in Brasilien, Ecuador, Costa Rica und Kolumbien (die noch weniger Sojabohnen verzehren als die Frauen in Deutschland) nicht ebenso selten von Brustkrebs betroffen sein wie die Frauen in Japan oder Südkorea.

Die Daten liefern die Antwort: Sojabohnen und Produkte aus diesen sind mit Blick auf das Brustkrebsrisiko unerheblich, selbst wenn sie so fleißig gegessen werden wie in Japan oder Südkorea. Es muss also noch weitere oder ganz andere Ursachen für die niedrige Brustkrebsrate in Japan und Südkorea geben. Vermutlich sind es genetische Veranlagungen von Frauen in Asien und auch in Südamerika, die das Brustkrebsrisiko senken.

Männer brauchen sich anhand dieser Datenlage ohnehin keine Sorgen zu machen: Sie erkranken extrem selten an Brustkrebs, und eine weltweite Verweiblichung gibt es zwar, aber sie hat nachweislich nichts mit dem Sojakonsum zu tun. Vielmehr deutet die Forschung auf andere Ursachen hin: Übergewicht[21] und sogenannte endokrine Disruptoren aus Kunststoffen[22], die den Hormonhaushalt beeinflussen und in der Bevölkerung und in unserer Umwelt inzwischen weit verbreitet sind. Doch das ist eine andere Geschichte.

Mythos 4

SOJA IST SCHLECHT FÜR DIE SCHILDDRÜSE

Nachdem also niemand befürchten muss, dass die Sojabohne oder daraus hergestellte Lebensmittel im Rahmen einer pflanzenbasierten Ernährung das Risiko für Brustkrebs steigern oder Männer verweiblichen, stünde dem bewussten Konsum nichts mehr entgegen, wäre da nicht ein weiterer Mythos: Die in der Sojabohne enthaltenen Phytoöstrogene sollen angeblich verhindern, dass unsere Schilddrüse gut funktioniert.

Um dem auf den Grund zu gehen, schauen wir uns kurz an, wie die Schilddrüse (auf Latein: Glandula thyroidea) funktioniert, wenn alles in Ordnung ist. Die Schilddrüse produziert ein besonders wichtiges Hormon namens Thyroxin, und das hat es in sich, denn seine Wirkung beeinflusst den gesamten Stoffwechsel. Genauer gesagt: den gesamten Energiestoffwechsel inklusive Fett-, Kohlenhydrat- und Eiweißstoffwechsel. Damit beeinflusst es auch das Körpergewicht und bereits im Mutterleib insbesondere die körperliche und geistige Entwicklung von Kindern. Eine durch Jodmangel bedingte Entwicklungsstörung bei Kindern wird als Kretinismus bezeichnet und äußert sich durch geringes Körperwachstum und geistige Fehlentwicklung. Dazu beeinflusst Thyroxin auch noch die Herzaktivität, den Blutdruck und die Darmaktivität.

Für die Herstellung von Thyroxin benötigt der Körper Jod aus der Nahrung. Zusammen mit der Aminosäure Tyrosin werden zwei Varianten von Thyroxin erzeugt: Eine beinhaltet vier Jodatome und wird daher auch als »T4« abgekürzt. Eine aktivere Variante des Thyroxins besitzt nur drei Jodatome und wird deshalb mit »T3« (Trijodthyronin) abgekürzt. Beide Formen werden durch die Schilddrüse ins Blut abgegeben. Sie kommen dort in geringer Menge frei und in größerer Menge an ein Transportprotein gebunden vor. T4 kann durch Abspaltung eines Jodatoms in T3 umgewandelt werden, um die Wirkung zu verstärken. Nach Aufnahme der freien Hormone in die Körperzellen und Bindung an einen speziellen Rezeptor treten die genannten körperlichen Reaktionen ein. Nach einer Weile werden die Schilddrüsenhormone von der Zelle inaktiviert und abgebaut.

Ein weiteres Schilddrüsenhormon ist auch noch das sogenannte Calcitonin, das Einfluss auf den Kalzium- und Knochenstoffwechsel hat und der Gegenspieler des in den Nebenschilddrüsen gebildeten Parathormons ist. Damit die Schilddrüse aber überhaupt damit beginnt, Hormone herzustellen, bekommt sie ein Signal aus unserem zentralen Nervensystem. Genauer gesagt, beginnt alles im Hypothalamus.

Der Hypothalamus sitzt in unserem Zwischenhirn und ist eine Art Steuerungszentrum für unser unbewusstes Nervensystem. Er weiß anhand der Blutkonzentration der Schilddrüsenhormone, ob ausreichend davon unterwegs ist. Sinkt die Konzentration im Blut ab, schüttet er ein Hormon (das TSH-Releasing-Hormon) aus, das wiederum auf unsere Hirnanhangdrüse wirkt, die Hypophyse. Diese kann dann das entscheidende Hormon bilden und ausschütten, was wiederum die Schilddrüse zur Bildung von Schilddrüsenhormonen anregt: das Thyroidea-stimulierende Hormon (TSH). Zugegeben, ein recht umfangreicher Regelkreis, jedoch nicht ohne guten Grund, denn die Produktion und der Spiegel von Schilddrüsenhormonen im Blut müssen fein aufeinander abgestimmt werden. Wird zu viel gebildet, dann läuft unser Stoffwechsel auf Hochtouren, und die eigentlich erwünschten Wirkungen münden in Gewichtsverlust, Bluthochdruck, Nervosität, Schlafstörungen oder Durchfall. Wird hingegen zu wenig gebildet, sind neben den genannten Entwicklungsstörungen bei

Kindern auch Gewichtszunahme, Müdigkeit, Antriebslosigkeit bis hin zu depressiver Verstimmung zu beobachten.

Dass zu wenig Schilddrüsenhormon gebildet wird, kann drei verschiedene Gründe haben: Entweder ist zu wenig Jod als Zutat vorhanden, die Herstellung ist blockiert, oder es wird zu wenig stimulierendes Hormon in Hypothalamus und Hypophyse gebildet. Letzteres kann von genetischen bis zu umweltbedingten Einflüssen vielfältige Ursachen haben und durch eine Messung der entsprechenden Hormone im Blut überprüft werden. Ein Jodmangel hingegen ist immer auf einen zu geringen Gehalt in der Nahrung oder eine verminderte Aufnahme aus der Nahrung zurückzuführen.

Bei starkem Jodmangel vergrößert sich die Schilddrüse reflexartig bis zu einem Ausmaß, das heute in Europa kaum noch zu sehen ist. Man spricht von einem »Kropf«, der sehr entstellende Formen annehmen kann. Je näher die Menschen in Küstennähe leben, desto unproblematischer ist die Versorgung mit Jod, da die Meere reichlich davon enthalten und somit auch Fische und Meeresfrüchte. Auch die landwirtschaftlichen Ackerböden in Meeresnähe sind noch jodhaltiger, sodass dort angebaute pflanzliche Lebens- und Futtermittel mehr Jod enthalten als im Landesinneren. Evolutionsbiologen vermuten deshalb, dass die Ansiedlung in Küstennähe auch in der Entwicklungsgeschichte des Menschen im Zusammenhang mit der Jodversorgung stand.

Im Binnenland hängt die Jodversorgung dagegen stark davon ab, wie viel Jod in den Böden verblieben ist, nachdem sich die Weltmeere in der Erdgeschichte zurückgezogen hatten. Im internationalen Vergleich[23] liegt die Jodaufnahme gerade in asiatischen Ländern wie Südkorea mit sehr hohem Fischkonsum sogar im überkritischen Bereich, während sie in großflächigen Küstenstaaten wie Australien, USA oder auch in Irland und dem Vereinigten Königreich im optimalen Bereich rangiert. Auf dem europäischen Kontinent ist die Zufuhr dagegen häufig zu gering, interessanterweise auch in Italien und Frankreich. Die Zufuhr von Jod über jodiertes Speisesalz und bei nachgewiesenem Mangel auch durch Nahrungsergänzung war und ist für viele Menschen in Jodmangelgebieten daher ein Segen der Neuzeit.

Als wäre das nicht komplex genug, kommt nun eine weitere Frage ins Spiel: Was hat es mit Sojabohnen auf sich, wenn es um die Schilddrüse geht? Die Phytoöstrogene Genestein und Daidzein haben eine hemmende Wirkung auf ein Enzym (Thyroid-Peroxidase, TPO), das in der Schilddrüse an der Herstellung von Thyroxin beteiligt ist[24]. Daher kommt die Vermutung, dass die Funktion der Schilddrüse bei erhöhtem Konsum von Sojaprodukten eingeschränkt sein könnte. Nun kann man viele Studien[25] im Reagenzglas oder Tiermodellen veranstalten, aber ausschlaggebend ist, ob es im menschlichen Organismus tatsächlich zu einer Funktionseinschränkung der Schilddrüse durch Sojaprodukte kommt. Eine größere Übersichtsarbeit[26] aus dem Jahr 2019 hat dazu achtzehn hochwertige (randomisierte und kontrollierte Studien, RCT-Studien) analysiert, in denen die Blutspiegel von T3, T4 und TSH gemessen wurden, während die Studienteilnehmer Sojaprodukte konsumierten. Im Ergebnis konnte kein Einfluss des Konsums von Sojaprodukten auf die unterschiedlichen Hormone der Schilddrüse belegt werden. Nur TSH stieg (und zwar sogar signifikant) an, wobei der Grund unklar blieb.

Wir halten zunächst fest: Offensichtlich hat der Konsum von Sojaprodukten an sich keine hemmende Wirkung auf die Schilddrüsenfunktion, wie hier und da behauptet wird.

Stellt die Jodversorgung bei vegetarischer und vor allem veganer Ernährung möglicherweise ein Problem dar, das fälschlicherweise auf den meist höheren Konsum an Soja und Sojaprodukten bei dieser Ernährungsweise zurückgeführt wurde (ein sogenannter falsch-positiver Zusammenhang)? Dazu ist die Studienlage eindeutig, wie eine Übersichtsarbeit[27] aus dem Jahr 2023 zeigt: Die Wissenschaftler werteten elf Studien mit insgesamt 4421 erwachsenen Teilnehmern aus, bei denen die Jodausscheidung im Urin gemessen wurde. Aus diesem Messwert lässt sich die Jodaufnahme erschließen. Studienteilnehmer, die einer veganen Ernährungsweise folgten, hatten die niedrigste Jodaufnahme im Vergleich zu Allesessern, sowohl was Auswertungen von Ernährungsprotokollen betrifft als auch die Ausscheidung von Jod im Urin. Zwischen Vegetariern und Allesessern war die Aufnahme zwar ebenfalls verringert, allerdings statistisch nicht signifikant. Wichtig: Unabhängig von der Ernährungsweise erreichte keine der drei Gruppen die optimale Zufuhrmenge für Jod. Einflussfaktoren waren zudem das Geschlecht, der Jodgehalt der Ernährung insgesamt und ob ein Programm für die Anreicherung von Jod in Lebensmitteln vorhanden war, zum Beispiel durch jodiertes Speisesalz.

Wie im ersten Kapitel schon beschrieben, sind diese Ergebnisse nicht überraschend, denn allein der Verzicht auf Milch und Milchprodukte sowie Fisch und Meeresfrüchte schließt einige der wichtigsten Jodquellen aus. Analysen[28] bezüglich der Nährstoffe mit erhöhtem Mangelrisiko bei veganer Ernährung kommen daher auch zu dem Ergebnis, dass neben anderen Nährstoffen auch auf Jod ein besonderes Augenmerk gelegt werden muss. Daraus folgt, dass das Mangelrisiko sinkt, je mehr tierische Lebensmittel auf dem Speiseplan sind. Doch auch dann wird für Nährstoffe wie Jod, Kalzium, Folsäure und Eisen (insbesondere bei Frauen) nicht automatisch die Zufuhrempfehlung erreicht. Nur eines ist mit Blick auf die Schilddrüsengesundheit gewiss: Sojakonsum schadet ihr nicht.

Mythos 5

VEGANE UND VEGETARISCHE FERTIGLEBENSMITTEL SIND UNGESUND

Die Debatte über die richtige Ernährung hat viele Gesichter. Zum einen sind da die Umweltauswirkungen, die in den letzten Jahren stark an Bedeutung zugenommen haben, wenn es um die generelle Bewertung von Ernährungsweisen geht. Zum anderen haben zuvor ganz klar Gesundheitsfragen dominiert, und sie sind immer noch einer der Hauptgründe, warum Menschen bereit sind, ihre Ernährungsweise zu überdenken oder zu ändern.

Natürlich geht beides auch Hand in Hand, denn nur in einer gesunden Umwelt können langfristig gesunde Menschen leben. Doch die Gesundheitsaspekte, von denen wir hier reden, betreffen in erster Linie die individuelle Gesundheit. Wer ein bestimmtes körperliches Leiden entwickelt, findet relativ schnell die Motivation, sich mit seiner Ernährung auseinanderzusetzen. Das ist nur allzu verständlich, da mit jeder gesundheitlichen Einschränkung auch die Lebensqualität leidet. In der Gesundheitsforschung werden für bestimmte Erkrankungen deshalb sogar auch die Lebensjahre (sogenannte QUALYS – Quality-Adjusted Life Years) berechnet, die durch eine Behandlung wieder in einer höheren Lebensqualität münden[29]. Da aber einige gesundheitliche Einschränkungen irgendwann auch tödlich enden können, gibt es noch eine zweite Messzahl: die durch gesundheitliche Einschränkungen verlorenen Lebensjahre[30] (sogenannte DALYS – Disability-Adjusted Life Years).

Es gibt zahlreiche Erkrankungen, die auch ernährungsbedingt sind und zur Verkürzung der Lebenszeit oder zumindest einer Verringerung der Lebensjahre mit hoher Lebensqualität beitragen können, und wir kennen sie alle: Krebserkrankungen, Herz-Kreislauf-Erkrankungen, Diabetes mellitus Typ 2 und krankhaftes Übergewicht. Erblich bedingte Stoffwechselstörungen sind hier zwar auch noch zu nennen, kommen aber deutlich seltener vor. Allergien und Nahrungsmittelunverträglichkeiten sind hingegen schon wieder häufiger anzutreffen (und spielen im dritten Buchteil noch eine Rolle). Umgekehrt gibt es auch Ernährungsanpassungen, die dazu führen können, dass sich der Zustand von Betroffenen wieder verbessert und somit die Zahl der QUALYs steigt und die Zahl der DALYs sinkt. Und auch für gesunde Menschen gilt, dass sie ihre DALYs in Bezug auf zumindest teilweise ernährungsbedingte Erkrankungen reduzieren oder sogar minimieren können, indem sie sich möglichst gesundheitsfördernd ernähren. So weit, so klar.

Wer das liest und über ein wenig Geschäftssinn verfügt, erkennt sofort, dass man hier ein attraktives Angebot machen könnte. Ernährungskurse, Ernährungsberatung, Nahrungsergänzungsmittel und bestimmte Lebensmittel oder Lebensmittelinhaltsstoffe könnten schließlich dabei helfen, Menschen bei der Verringerung ihrer DALYs zu unterstützen. Und genau das tun denn auch alle möglichen Anbieter, meistens mit guter Absicht, aber nicht immer auch auf wissenschaftlicher Grundlage.

Einen starken Auftrieb hatten in diesem Bereich zuletzt Produkte, die tierische Lebensmittel wie Fleisch oder Milch ersetzen sollen. Auch wenn sich zum Beispiel der mengenmäßige Anteil von Fleischersatzprodukten am gesamten Fleischmarkt in Deutschland mit gut vier Prozent immer noch sehr in Grenzen hält, so verzeichnete das Segment an sich bis 2022 ein zweitstelliges Wachstum, was in der Lebensmittelbranche mit ihrer immensen Produktvielfalt ansonsten eine Seltenheit ist. 2023 flachte das Wachstum dann erstmalig wieder ab, dennoch haben diese Produkte genauso wie Pflanzendrinks und viele andere vegane und vegetarische Fertigprodukte inzwischen einen festen Platz im Supermarktregal. Das Marketing für diese Produkte war von Anfang an auf die Klimakrise und die sonstigen Umweltfolgen unserer Ernährung fokussiert. Einfach ein Ersatzprodukt statt des tierischen Pendants essen oder trinken, und schon hat man seinen Beitrag im Kampf gegen Klimawandel, Artensterben und Tierleid geleistet. Und als wäre dies nicht genug, hat man noch ganz nebenbei einen riesigen Zusatznutzen: Auch die Gesundheit wird es danken, denn die tierischen Originale seien ja sowieso ungesund (dazu mehr im zweiten Buchteil). Schließlich zeigen weltweite Analysen des Gesundheitsgeschehens auch immer wieder, dass der Konsum von verarbeitetem Fleisch und rotem Fleisch für die Menschheit einige DALYs verursacht.

Kein Wunder also, dass die Gegenseite und andere Akteure, die weniger auf vegane und vegetarische Ersatzprodukte erpicht sind, dagegenhalten musste. Während die Vorteile von Ersatzprodukten für die Umwelt kaum ausreichend belegt sind, sodass sogar die Europäische Union unbelegte Werbeaussagen dieser Art inzwischen gesetzlich verboten hat, zielen die Argumente gegen Ersatzprodukte vor allem auf den von Herstellern pflanzlicher Fertigprodukte angepriesenen Gesundheitsnutzen. Nun erfolgen diese Versprechen der Hersteller auch eher indirekt, denn gesundheitsbezogene Werbung direkt auf der Produktverpackung oder auf andere direkte Art hatte die Europäische Union bereits 2012 verboten. So lautet ein vorherrschendes Narrativ, das von Influencern, Tierschutz- und Tierrechtsorganisationen, manchen Wissenschaftlern sowie einigen Unternehmen und Umweltschutzverbänden etabliert wurde: Tierische Lebensmittel seien für die Gesundheit aus irgendeinem Grund (und von denen gibt es vermeintlich viele) weniger förderlich, pflanzliche Lebensmittel hingegen sehr förderlich. Nun musste für die Gegenseite also auch eine Eigenschaft der pflanzlichen Fertigprodukte her, die sich als ungesund brandmarken lässt. Und die war schnell gefunden, denn es handelt sich in der Regel um hoch verarbeitete Lebensmittel (UPF für englisch Ultra-Processed Food).

UPF haben einen schlechten Ruf, denn sie bestehen neben viel Leitungswasser meist aus drei weiteren Grundzutaten und jeder Menge Zusatzstoffen. Als Grundzutaten wären da: Kohlenhydrate in diversen Formen, z. B. Stärke, Kristallzucker oder Sirup. Dann kommt Fett zum Einsatz: Palmöl oder ein anderes gehärtetes pflanzliches Fett sowie Sonnenblumen- oder Rapsöl. Und zuletzt kommt ein Protein aus Soja, Erbsen, Weizen, Kartoffeln oder einer anderen eiweißhaltigen Pflanze in Form eines Proteinisolats zum Einsatz. Alle diese Zutaten kommen auch in unverarbeiteten Lebensmitteln in unterschiedlichen Mengen vor, daher ist daran erst mal nichts Schlimmes zu erkennen. Für UPF werden diese Zutaten, die in landwirtschaftlichen Monokulturen erzeugt werden, in größeren Mengen verwendet, als sie sonst als unverarbeitetes Lebensmittel vorkommen. Denn schließlich wird nur ein Teil der Pflanze für das hoch verarbeitete Fertigprodukt benötigt (der Rest landet übrigens meist im Futtertrog für Nutztiere). In der Folge ist der Energiegehalt von UPF oft auch deutlich erhöht, und es besteht das Risiko, dass der Konsum zu einer erhöhten Kalorienaufnahme führt und damit Übergewicht begünstigt. Neben diesen Zutaten müssen UPF auch noch eine Reihe von Zusatzstoffen enthalten, damit sie genügend Geschmack, Aroma und Textur haben. Das können Salz oder salzähnliche Stoffe sein, Aromastoffe, Bindemittel und Emulgatoren. Farbstoffe und Konservierungsmittel kommen noch hinzu. Das alles ist notwendig, damit die Ersatzprodukte entweder dem Original möglichst nahekommen oder weil bisherige Rezepturen tierische Zutaten wie zum Beispiel Gelatine enthalten, die durch andere ersetzt werden müssen. So sind die Zutatenlisten für Burger-Pattys und Wurstimitate auf pflanzlicher Basis im Vergleich zum Rinder- oder Schweinehack meistens ziemlich lang. Das Gleiche gilt für Fisch- und Käse-Analoga. Pflanzendrinks lassen sich theoretisch auf Basis von Wasser und einer pflanzlichen Grundzutat herstellen, doch um manche unerwünschten Geschmacksnoten zu übertönen und eine milchige Konsistenz sowie ausreichende Haltbarkeit zu erreichen, kommen dann meistens doch Bindemittel, Salz und Konservierungsstoffe zum Einsatz. Nährstoffe wie Kalzium oder B-Vitamine müssen ohnehin zugesetzt werden, weil sie im pflanzlichen Rohstoff gar nicht oder kaum vorkommen. Wie man es auch dreht und wendet, vegane und vegetarische Fertigprodukte sind meistens UPF, doch macht sie das weniger gesundheitsförderlich?

Generell lässt sich sagen, dass eine pflanzenbasierte, vegetarische oder vegane Ernährung komplett ohne derartige Ersatzprodukte auskommen könnte. Meistens konsumieren Menschen, die sich bewusst für solche Ernährungsweisen entscheiden, kaum bis gar keine Ersatzprodukte, welche Fleisch, Fisch, Eier oder Milch imitieren sollen. Sie ernähren sich vielmehr von pflanzlichen Lebensmitteln, die gering oder gar nicht verarbeitet sind. Es ist eher die Zielgruppe der sogenannten Flexitarier, die auf Ersatzprodukte anspricht. Diese Menschen entscheiden sich bewusst für einen geringeren Konsum tierischer Produkte, was ihnen im Alltag leichter fällt, wenn sie den Rindfleischburger gegen einen Fleisch-Analog auf Erbsenbasis austauschen. Der Rest der Mahlzeit bleibt dann einfach so, wie gewohnt. Also alles easy, oder?

Fast, denn mit Blick auf UPF hat die bisher umfassendste

und aktuellste Übersichtsstudie[31] unter Beteiligung des Deutschen Instituts für Ernährungsforschung ergeben, dass zwischen dem Konsum von UPFs und dem gesundheitlichen Zustand, gemessen anhand der Häufigkeit von Todesfällen durch ernährungsmitbedingte Erkrankungen (Herz-Kreislauf- und Krebserkrankungen) nur ein sehr schwacher Zusammenhang besteht. Durch den Konsum von UPF stieg das Sterberisiko statistisch nur um neun Prozent, was für das reale Leben kaum relevant sein dürfte. Für Krebserkrankungen allein war sogar so gut wie keine Risikosteigerung erkennbar. Interessant war zudem, dass für die pflanzlichen Ersatzprodukte immerhin ein leicht gemindertes Risiko galt, während für die verarbeiteten tierischen Produkte ein leicht gesteigertes Risiko bestand – beides von der Effektgröße her betrachtet für das reale Leben jedoch eher unbedeutend. Eine weitere Einschränkung der Studie ist auch, dass die Daten zwischen den Jahren 1992 und 2000 erhoben wurden, in denen viele der heute existierenden Produkte noch gar nicht verfügbar waren, sodass kaum valide Rückschlüsse auf den aktuellen Mehrkonsum möglich sind. Kürzere, aber dafür aktuellere Studien wie etwa von der Universität Stanford[32] zeigen, dass sich manche Risikofaktoren für Herz-Kreislauf-Erkrankungen, wie zum Beispiel erhöhte Blutfette, durch den Konsum von Fleisch-Analoga kaum verändern, und wenn, dann eher zum Positiven – wobei diese Studie durch einen Hersteller von Fleisch-Analoga mitfinanziert wurde.

Eine umfangreichere Gesamtbetrachtung der Deutschen Gesellschaft für Ernährung[33] liefert eine differenzierte Einordnung: Tendenziell lässt sich in der gesamten Studienlage ein Zusammenhang zwischen Übergewicht und Adipositas, Bluthochdruck, Diabetes mellitus Typ 2 und koronarer Herzkrankheit und dem Verzehr hoch verarbeiteter Lebensmittel finden, allerdings gibt es ein Problem: Es existiert keine einheitliche Definition davon, was ein hoch verarbeitetes Lebensmittel ist, und das kann die Ergebnislage so verzerren, dass eine abschließende Einordnung noch aussteht.

Zusammengefasst lässt sich also sagen, dass vegane und vegetarische Ersatzprodukte meistens UPF sind. Sie sind in dieser Betrachtungsweise keine eigene Produktkategorie, sondern schlichtweg UPF ohne bestimmte (oder komplett ohne) tierische Zutaten. Insgesamt lässt sich ein gesteigertes Krankheitsgeschehen oder eine gestiegene Sterblichkeit im Zusammenhang mit manchen ernährungsmitbedingten Erkrankungen nicht auf UPF als alleinige Ursache zurückführen, egal ob pflanzlicher oder anderer Art, auch wenn in vielen Studien ein statistischer Zusammenhang feststellbar ist. Generell gilt aber für jede Ernährungsweise, dass mit einem möglichst hohen Anteil gering bis nicht verarbeiteter Lebensmittel die Gesundheit eher positiv beeinflusst wird, da sämtliche Nährstoffe und auch Ballaststoffe dort in ihrem natürlichen Verhältnis vorkommen. So wird bei ausreichend großer Auswahl und praktizierter Vielfalt jeder Nährstoff in ausreichender Menge aufgenommen. Das steigert die QUALYS und reduziert die DALYS. UPF liefern hingegen nicht automatisch die gleichen Nährstoffverhältnisse, und ihre Herstellung aus isolierten Zutaten von ursprünglich weitaus nährstoffreicheren Rohstoffen (z. B. Hülsenfrüchte oder Getreide) ist unter Nachhaltigkeitsgesichtspunkten nicht unbedingt umwelteffizient. Da außerdem die Verarbeitung und Herstellung der fertigen Produkte Ressourcen wie Energie, Frischwasser und Arbeitskraft kosten, die anderweitig möglicherweise sinnvoller eingesetzt werden könnten, ist ein hoher Anteil nicht oder wenig verarbeiteter Lebensmittel förderlich im Sinne der Gesundheit und der Umwelt.

Mythos 6

PFLANZENBASIERTE ERNÄHRUNG VERURSACHT VERDAUUNGSBESCHWERDEN

Jeder Mensch hat einen Darm, und der ist seit einigen Jahren so eine Art Superstar der populären Ernährungsratgeber geworden. Aber auch die Wissenschaft hat ein neues Feld entdeckt, in dem jeder noch recht vogelwild forschen kann und jedes Ergebnis als Sensation verkauft wird. Noch weiß man schließlich zu wenig, aber man darf ja wohl spekulieren. Mal wird der Darm zum heimlichen Herrscher über unseren Körper hochstilisiert, mal ist seine Dysbalance die Ursache für Krankheiten von Autismus über Parkinson bis Übergewicht.

Dabei ist der Darm ein recht unkomplizierter Zeitgenosse. Immerhin leben wir auch schon Millionen von Jahren mit ihm in einer vorteilhaften Symbiose. Durch dieses Organ wandert sämtliche Nahrung, die wir essen, unabhängig davon, ob sie pflanzlich oder tierisch ist. Die Nährstoffe aus dem Nahrungsbrei werden durch spezialisierte Transporter und freie Diffusion aus dem Darm in die Blutbahn unseres Körpers aufgenommen. Freie Diffusion heißt, dass die Nährstoffe im Vergleich zum spezialisierten Transport nicht durch die Darmzellen geschleust werden, sondern mit dem Wasser aus dem Nahrungsbrei zwischen den Darmzellen hindurchströmen. Das können einzelne Mineralstoffe wie Natrium oder Chlorid sein, aber auch kleinere Moleküle wie einzelne Aminosäuren.

Leider können auch giftige Substanzen auf diesem Wege in den Körper gelangen, z.B. Bakterien, wenn der Zwischenraum zwischen den Darmzellen nicht intakt ist und so durchlässiger für eindringende Schadstoffe wird. Das geschieht allerdings nur bei bestimmten erblich bedingten oder entzündlichen Darmerkrankungen. Inzwischen wird sogar behauptet, bestimmte Inhaltsstoffe pflanzlicher Lebensmittel würden die Darmschleimhaut schädigen: sogenannte Lektine[34]. Sie stecken vor allem in bestimmten Gemüsen, Hülsenfrüchten und Getreide und sollen für sämtliche Zivilisationserkrankungen verantwortlich sein, die die Menschheit in den letzten Jahrzehnten ereilt haben.

Es ist allerdings kaum vorstellbar, dass Lebensmittel, die der Mensch bereits seit Jahrtausenden konsumiert, ausgerechnet in den letzten Jahrzehnten alles Übel der modernen Zivilisationskrankheiten verursacht haben sollten. Die seriöse Wissenschaft[35] steht diesen Thesen entsprechend kritisch gegenüber, und auch empirisch lässt sich kein Zusammenhang finden, dass Menschen ausgerechnet dort häufiger von Zivilisationserkrankungen betroffen sind, wo besonders viel Gemüse, Hülsenfrüchte oder Getreide konsumiert werden[36].

Nachvollziehbarer als die Thesen von bösem Gemüse & Co. ist da schon das gängigste Argument gegen pflanzenbasierte Ernährung in Bezug auf die Verdauung. Denn jeder kennt die Wirkung von Bohnen oder Vollkorngetreide auf die Verdauung aus eigener Erfahrung. Sie sättigen zwar einerseits sehr gut, können auf der anderen Seite jedoch auch für ordentliche Blähungen sorgen. Für beides sind neben einigen schwefelhaltigen Pflanzenstoffen meist ein und dieselben Substanzen verantwortlich: Ballaststoffe. Ballaststoffe sind in den letzten Jahren immer mehr in den Vordergrund der Ernährungswissenschaften getreten, da sie durchaus positive Wirkung auf den Körper haben können. Weil sie für uns Menschen aber unverdaulich sind, verweilen sie eine gewisse Zeit in unserem Verdauungssystem, insbesondere im Dickdarm. Da sie zudem auch Wasser binden können und dadurch ihr Volumen vergrößern, erhöhen sie zusätzlich das Gefühl der Magen- und Darmfüllung und somit auch das Gefühl der Sättigung. Sie liefern auch die Nahrung für eine Vielzahl von Bakterien in unserem Verdauungstrakt, die daraus wiederum Stoffwechselprodukte erzeugen, die als Nahrung für unsere Darmzellen dienen. Zuletzt können Ballaststoffe auch noch schädliche Substanzen binden, und da sie ja ansonsten unverdaulich sind, werden diese Substanzen dann gemeinsam mit den Ballaststoffen aus unserem Körper hinausbefördert. In Summe eigentlich eine gute Sache.

Ballaststoffe können aber auch das Gegenteil bewirken. Zunächst können sie neben Schadstoffen auch Nährstoffe binden und so deren Aufnahme in den Körper behindern. Das ist allerdings weniger bedeutsam, wenn man sich nicht rein pflanzlich, also vegan ernährt, denn in der Regel werden auch bei ansonsten höherer Ballaststoffaufnahme immer noch genügend Nährstoffe aufgenommen, weil einfach ausreichend davon in der Nahrung vorkommen. Bei rein pflanzlicher Nahrung kann es vor allem in Bezug auf die Nährstoffe Kalzium, Eisen und Zink problematisch werden, da diese ohnehin bereits in geringerer Menge und Verfügbarkeit aufgenommen werden. Die Ursache liegt hier allerdings nicht bei den pflanzlichen Lebensmitteln per se, und die Lösung ist pragmatisch: Mehr Menge aufnehmen und die Verfügbarkeit steigern. Mehr Menge gelingt entweder durch die gezielte Auswahl von Lebensmitteln wie Hülsenfrüchten, Nüssen und angereicherten Lebensmitteln oder Nahrungsergänzungsmitteln. Eine bessere Bioverfügbarkeit kann durch die parallele Einnahme von säurehaltigen Lebensmitteln wie Zitrusfrüchten erreicht werden, da aufgrund der Säurewirkung die Bindung der Nährstoffe an die Ballaststoffe reduziert und die Aufnahme im Darm erhöht wird.

Aber was ist nun mit den Ballaststoffen an sich? Es heißt doch immer, dass wir zu wenig davon aufnehmen und es besser mehr als zu wenig sein sollten? Nun, Fakt ist, dass Männer in Deutschland laut Nationaler Verzehrstudie 2[37] täglich 25 Gramm Ballaststoffe essen, Frauen 23 Gramm. Die Weltgesundheitsorganisation[38] empfiehlt für Erwachsene täglich 25 Gramm, da liegen wir also in etwa auf Linie, selbst wenn es je nach Erfassungsmethode auch einmal etwas mehr oder weniger sein kann. Eine Übersichtsstudie[39] hat mit Blick auf die Ballaststoffaufnahme bei vegetarischer oder veganer Ernährung im Vergleich zu einer omnivoren Ernährung festgestellt, dass Allesesser 21 Gramm Ballaststoffe pro Tag aufnehmen, Vegetarier 28 Gramm und Veganer 44 Gramm. Grob gesagt ist die Ballaststoffaufnahme bei rein pflanzlicher Ernährung also doppelt so hoch wie bei omnivorer Ernährung und bei vegetarischer Ernährung etwas über dem Durchschnitt; leicht oberhalb der Empfehlung der Weltgesundheitsorganisation, aber nah an der Empfehlung der Deutschen Gesellschaft für Ernährung, die über 30 Gramm pro Tag anrät.

Die meisten Menschen sind es aufgrund des zunehmenden Konsums von verarbeiteten und hoch verarbeiteten Lebensmitteln nicht mehr gewöhnt, einen hohen Ballaststoffanteil in ihrer Ernährung zu haben. »Nicht gewöhnt« bedeutet, dass die Darmflora und der gesamte Verdauungsapparat durch die vorherrschende bakterielle Besiedlung dazu neigen können, durch die Aktivität der Mikroorganismen eine starke Gasbildung zu verursachen. Dann kommt es zu unangenehmen Blähungen und nicht selten auch zu damit verbundenen Bauchschmerzen.

Wichtig ist zu wissen, dass es keine allgemeingültige Empfehlung für die Ballaststoffzufuhr gibt, selbst wenn offizielle Organisationen solche Empfehlungen durchaus geben. Auch die Deutsche Gesellschaft für Ernährung[40] gibt nur einen »Richtwert« an, da es keine ausreichende wissenschaftliche Evidenz für eine Zufuhrempfehlung gibt, wie sie beispielsweise für Vitamine oder Mineralstoffe existiert. Weltweit gibt es ein großes Spektrum an Ballaststoffzufuhr; im Durchschnitt nehmen die Menschen laut einer großen Übersichtsarbeit[41] jedoch weniger als 20 Gramm pro Tag auf. Aus der Analyse vieler Studien ergab sich allerdings, dass die Sterblichkeit für Herz-Kreislauf-Erkrankungen, Krebserkrankungen oder Diabetes mellitus Typ 2 durch eine Ballaststoffzufuhr oberhalb von 30 Gramm sank. Somit macht man also erst einmal nichts falsch, wenn man mehr Ballaststoffe zu sich nimmt, es sei denn, sie verursachen starke Verdauungsprobleme. Für Menschen, die aus ethischen Gründen eine vegane Ernährung verfolgen wollen oder dies aus anderen Gründen tun müssen, ist es daher ratsam, den Verdauungstrakt über einen Zeitraum von mehreren Monaten an den steigenden Anteil pflanzlicher Nahrung zu gewöhnen, zum Beispiel, indem zunächst eine vegetarische Ernährung verfolgt wird. Für Vegetarier und Allesesser stellt sich diese Herausforderung weniger stark, da hier der Anteil der Ballaststoffe ohnehin nicht so schnell ins Extrem ausartet. Wichtig ist, dass sich niemand um der Gesundheit willen mit Blähungen quälen muss; die Effekte der Ballaststoffzufuhr auf die genannten Erkrankungen schwanken stark und sind nicht eindeutig allein mit der Wirkung der Ballaststoffe verbunden. Daher gibt es eben auch nur einen Richtwert für die Zufuhr und keine echte Empfehlung, wie oben erläutert.

Generell ist eine pflanzenbasierte Ernährung aber nicht schlecht für die Verdauung. Die enthaltenen Ballaststoffe können sogar die Verdauung fördern und Beschwerden wie Verstopfung reduzieren. Sie sind auch nicht die Ursache für Verdauungsbeschwerden, genauso wenig wie andere Inhaltsstoffe in Hülsenfrüchten, Gemüse oder Getreide, sondern eventuelle Beschwerden rühren eher von einer unangepassten Darmflora her. Daran lässt sich immer arbeiten, unabhängig von der Ernährungsweise.

Mythos 7

VEGETARISCHE UND VEGANE ERNÄHRUNG SIND NICHTS FÜR SCHWANGERE UND STILLENDE

Wir haben es bereits in den ersten Kapiteln ausführlicher behandelt, aber dennoch sollte es an dieser Stelle noch mal deutlich gesagt werden: Pflanzenbasierte Ernährung hat viele Ausprägungen. Im Durchschnitt entspricht die Ernährung in Deutschland bereits einer pflanzenbasierten Ernährung, wie sie von der Deutschen Gesellschaft für Ernährung[42] definiert wurde. Nach dieser Definition sollten etwa 63 Prozent des Lebensmittelverzehrs aus pflanzlichen Quellen stammen. Obwohl die neue Empfehlung auf 75 Prozent pflanzliche Lebensmittel erhöht wurde, sind in Deutschland beim real messbaren Anteil pflanzlicher Lebensmittel keine bevölkerungsweiten Mangelerscheinungen wichtiger Nährstoffe bei Frauen mit Kinderwunsch bekannt. Für Folsäure, Kalzium, Jod und bei Frauen für Eisen wird zwar nicht immer die Zufuhrempfehlung erreicht, doch da kann man gegensteuern.

Allerdings lohnt es sich auch hier nochmals genauer hinzusehen, bevor wir zu pflanzenbasierter Ernährung mit einem deutlich höheren Anteil an pflanzlichen Lebensmitteln kommen. Schaut man sich seriöse Nahrungsergänzungsmittel[43] speziell für Frauen mit Kinderwunsch, während der Schwangerschaft oder der Stillzeit an, so enthalten diese Präparate die folgenden Nährstoffe: Vitamin B_{12}, Vitamin D_3, Folsäure und Jod. Alternativ gibt es sie auch jodfrei, falls es Probleme mit der Schilddrüsenfunktion gibt, aber der Punkt ist, dass es sich bei diesen Nährstoffen um die klassischen Risikoträger handelt, die bereits für die Entwicklung des Fötus und somit die spätere Entwicklung des Kindes eine Rolle spielen beziehungsweise spielen werden. Insbesondere für Folsäure und Jod wie auch Vitamin D_3 ist im Bevölkerungsdurchschnitt ohnehin eine zu geringe Zufuhr vorhanden, sodass hier eine präventive Nahrungsergänzung Sinn macht. Für Vitamin B_{12} ist das zwar nicht der Fall, aber auch hier kann ein Mangelrisiko in dieser wichtigen und entscheidenden Lebensphase mit einer Nahrungsergänzung einfach ausgeschlossen werden.

An dieser Stelle darf also festgehalten werden, dass auch schon ohne eine vegetarische oder vegane Ernährungsweise nicht für jede Frau mit Kinderwunsch, während der Schwangerschaft oder der Stillzeit automatisch eine ausreichende Nährstoffversorgung sichergestellt ist. Eine bewusste Planung der Ernährung oder die Einnahme eines speziell auf den Bedarf abgestimmten Nahrungsergänzungsmittels ist in jedem Fall empfehlenswert.

Wie verhält es sich nun aber, wenn die Ernährung deutlich höhere Anteile pflanzlicher Lebensmittel enthält? Dazu gibt es widersprüchliche Informationen, wenn auch am Ende die meisten Organisationen zu derselben Schlussfolgerung kommen. So rät beispielsweise die Tierrechts- und Tierschutzorganisation PETA[44] ausdrücklich dazu, sich während der Schwangerschaft, davor und danach vegan zu ernähren. Die Motivation besteht natürlich primär darin, Tierleid zu vermeiden. Da dieses Thema allein jedoch nicht die Überzeugungskraft besitzt, um möglichst viele Menschen für eine vegane Ernährungsweise zu begeistern, wirbt PETA auch noch mit zusätzlichem Nutzen für Gesundheit und Umwelt.

Insbesondere was die Gesundheit betrifft, vertrat die Deutsche Gesellschaft für Ernährung[45] bisher eine gegenteilige Auffassung und sprach sich gegen vegane Ernährung für Schwangere, Stillende wie auch Kinder und Jugendliche aus. Seit Juni 2024 spricht man sich weder dafür noch dagegen aus. Zur Ernährung von Kindern und Jugendlichen mehr im

Folgekapitel, doch andere Organisationen wie die gern von vegan lebenden Menschen zitierte Academy of Nutrition and Dietetics (AND)[46] empfehlen pflanzenbasierte Ernährung bis hin zur veganen Ernährung auch für Schwangere und Stillende. Selbst wenn diese Position vielfach in die Kritik geraten ist, da den Autoren und der AND eine gewisse Nähe zu veganen und vegetarischen Lobbyvereinigungen nachgewiesen werden kann, so kommen doch alle drei genannten Organisationen zu einer gemeinsamen Schlussfolgerung, die meistens aber nur in einem Nebensatz erscheint: Eine pflanzenbasierte Ernährung bis hin zu einer veganen Ernährung vor, während oder nach der Schwangerschaft ist möglich, wenn die Ernährung gut geplant ist und mögliche Mangelrisiken einzelner Nährstoffe durch angereicherte Lebensmittel oder Nahrungsergänzungsmittel kompensiert werden. Bei veganer und vegetarischer Ernährung können neben den genannten Nährstoffen (Anmerkung: Folsäure ist im Vergleich zu omnivorer Ernährung meist kein Problem) auch noch Eisen, Zink, Kalzium und Jod sowie die mehrfach ungesättigten Omega-3-Fettsäuren Eicosapentaensäure (EPA) und Docosahexaensäure (DHA) in die Nahrungsergänzung einbezogen werden[47].

Also alles kein Problem? Weder noch, denn jede Schwangerschaft stellt eine hochsensible Lebensphase sowohl für die Mutter als auch für das Kind dar. Wie wir gesehen haben, ist unabhängig von der Ernährungsweise eine bewusste Planung der Ernährung und die Einnahme von Nahrungsergänzungsmitteln angeraten, um Mangelrisiken für Mutter und Kind möglichst weitgehend zu minimieren. Wie schon zu Beginn in den ersten Kapiteln dieses Buchteils beschrieben, ist das Risiko für einen Nährstoffmangel in logischer Konsequenz umso größer, je mehr Lebensmittel aus dem Speiseplan ausgeschlossen werden. Das bedeutet im Umkehrschluss, dass Frauen bei veganer Ernährung ihre Ernährung bewusster planen müssen als bei vegetarischer Ernährung und dass Frauen bei vegetarischer Ernährung ihre Ernährung bewusster planen müssen als bei omnivorer Ernährung.

Das Problem kann nun sein, dass dies vielen Frauen je nach Erfahrungsgrad mit der eigenen Ernährungsweise nicht besonders leichtfällt. Solange dies den Betroffenen bewusst ist, bieten spezielle Kurse zur Ernährung in der Schwangerschaft mögliche Hilfestellung an, genauso wie eine Beratung durch Frauen- und Kinderärzte, die auf vegane oder vegetarische Ernährung spezialisiert sind. Gefährlich für Mutter und Kind kann es nur werden, wenn bei veganer Ernährung eine Schwangerschaft ohne jegliche Vorbereitung und professionelle Begleitung stattfindet. So ist beispielsweise bekannt[48], dass das Geburtsgewicht von Kindern sich vegan ernährender Mütter signifikant unterhalb dem von sich vegetarisch oder omnivor ernährender Mütter liegen kann, während zwischen vegetarischer und omnivorer Ernährung in dieser Hinsicht keine signifikanten Unterschiede auftreten. Als Ursache wird allerdings nicht eine Mangelversorgung mit einzelnen Nährstoffen angenommen, sondern das geringere Ausgangskörpergewicht und die geringere Gewichtszunahme der Mütter bei veganer Ernährung. Es gilt bei veganer Ernährung also, nicht nur die Versorgung mit Mikronährstoffen besonders gut im Auge zu behalten, sondern auch mit Kalorien und Protein. In diesem Zusammenhang ist es besonders wichtig, darauf hinzuweisen, dass weltweit eine pflanzenbasierte, vegetarische oder gar vegane Ernährung für Frauen mit Kinderwunsch oder Schwangere gar nicht ohne Weiteres umsetzbar wäre, da eine Rundumversorgung mit einer ausreichenden Auswahl pflanzlicher Lebensmittel in den meisten Regionen kaum möglich und auch unrealistisch ist, ebenso wie eine umfassende Versorgung mit Nahrungsergänzungsmitteln. Die Folgen der in Regionen mit einem hohen Anteil pflanzlicher Lebensmittel oftmals herrschenden Mangelernährung schon während der ersten tausend Tage des Lebens sind gut dokumentiert; mehr dazu im nächsten Kapitel.

Zusammenfassend halten wir fest: Jede Ernährungsweise birgt das Risiko eines Mangels für Frauen mit Kinderwunsch, während sowie unmittelbar nach der Schwangerschaft. Eine bewusste Auseinandersetzung mit der eigenen Ernährung ist daher immer sinnvoll. Bei einer veganen Ernährungsweise ist eine Begleitung durch eine zertifizierte Ernährungsberatung besonders angeraten, während bei vegetarischer oder anderweitig pflanzenbasierter Ernährung kein gesteigertes Risiko für eine Mangelernährung besteht, das eine gesonderte Begleitung über das sonst übliche Maß hinaus erforderlich macht.

Mythos 8

VEGETARISCHE UND VEGANE ERNÄHRUNG SIND NICHTS FÜR KINDER UND JUGENDLICHE

Mit Blick auf sensible Lebensphasen schließt sich der Phase vor, während und unmittelbar nach der Schwangerschaft in logischer Reihenfolge die Phase der kindlichen und jugendlichen Entwicklung an. Wie wir schon im vorangegangenen Kapitel feststellen konnten, wird der Grundstein für eine gesunde und altersgemäße Entwicklung des Menschen im Kindes- und Jugendalter bereits vor der Geburt gelegt. Die Befunde für ein höheres Risiko eines unterdurchschnittlichen Geburtsgewichts von Neugeborenen bei Müttern, die einer veganen Ernährungsweise folgen und ebenfalls ein sehr niedriges bis zu niedriges Körpergewicht aufweisen, decken sich mit den Erkenntnissen aus Regionen, in denen chronische Unterernährung herrscht.

Während in den weiterentwickelten und wohlhabenden Ländern für eine ausreichende Versorgung von Müttern und Kindern nach der Geburt gesorgt ist, kann ein zu geringes Geburtsgewicht in weniger entwickelten und ärmeren Regionen dramatische Auswirkungen auf die Gesundheit des Kindes und damit sein gesamtes Leben haben. Ein zu geringes Geburtsgewicht ist eng verbunden mit einer verringerten Immunabwehr und in der Folge mit einem höheren Sterberisiko innerhalb der ersten fünf Lebensjahre. Mangel an Nährstoffen und hochwertigen Proteinen in einer Region wirkt sich dabei gleich doppelt ungünstig aus, da er in der Regel über einen längeren Zeitraum andauert oder wiederkehrt und nicht plötzlich mit dem Zeitpunkt der Geburt von einem auf den anderen Tag verschwindet. Vergleicht man weltweit über

150 Länder[49] nach ihrem Anteil pflanzlicher Lebensmittel in der Versorgung und der Rate an Unterernährung sowohl von Kindern unter fünf Jahren als auch von Erwachsenen, dann ist ein klarer Zusammenhang feststellbar: Je mehr pflanzliche Lebensmittel auf den Tisch kommen, desto mehr Unterernährung. Unterernährung heißt hier zu wenig Kalorien.

Doch es kommt noch schlimmer, denn gleicht man die Daten des Global Food Security Index[50] (GFSI) für die Versorgung mit Eisen, Zink, Vitamin A, Mikronährstoffen im Allgemeinen sowie der Proteinqualität mit dem Anteil pflanzlicher Lebensmittel ab, so ergibt sich derselbe Zusammenhang: Je mehr pflanzliche Lebensmittel, desto schlechter die Versorgung. Betroffen sind davon vor allem die weniger entwickelten und ärmeren Länder. In diesen Regionen wäre ein ausreichender Anteil tierischer Lebensmittel notwendig, um fehlende Nährstoffe und mangelnde Proteinqualität auszugleichen, sodass auch eine mögliche Unterversorgung der Mutter vor und während der Schwangerschaft in ihren Folgen zumindest im Kindes- und Jugendalter noch bis zu einem gewissen Maß kompensiert werden kann.

Diese Tatsachen sollten wir uns zunächst vor Augen führen, bevor wir uns fragen, ob eine pflanzenbasierte Ernährung für Kinder und Jugendliche schädlich ist, denn eine erste Antwort lautet: Es kommt darauf an, wo sie leben.

Eine uneingeschränkte Empfehlung für pflanzenbasierte Ernährung für Kinder und Jugendliche kann und sollte auf Basis der genannten Tatsachen daher nicht ohne einige wichtige Hinweise gegeben werden. Leider findet man eher wenig reflektierte Bekundungen auf Basis einer oder weniger Studien von einschlägigen Organisationen[51,52], bei denen eher Tierschutz und Tierrechte im Vordergrund stehen, aber offenbar nicht die Gesundheit von Kindern und Jugendlichen. Kinderärzte[53] raten hingegen von einer rein pflanzlichen Ernährung im Kleinkindalter ab, die Deutsche Gesellschaft für Ernährung[54] bis Juni 2024 ebenfalls. Für eine vegetarische Ernährung hingegen bestehen solche Bedenken nicht.

Wie kommt es zu diesen widersprüchlichen Einordnungen? Zunächst vertreten die Absender unterschiedliche Interessen. Für Organisationen wie PETA oder ProVeg stehen wie bereits erwähnt Tierschutz und Tierrechte im Vordergrund, und sie legen ihr Hauptaugenmerk darauf, mögliche Nachteile einer veganen oder vegetarischen Ernährung vordergründig auszuräumen. Andernfalls geriete ja das Ziel, mehr Menschen für diese Ernährungsweisen zum Wohl der Tiere zu begeistern, in Gefahr. Umgekehrt steht bei Kinderärzten und Fachorganisation die bedarfsgerechte Versorgung mit Nährstoffen für den Erhalt von Leistungsfähigkeit und Gesundheit im Vordergrund, während Tierschutz und Tierrechte kaum Erwähnung finden. In Fragen von Ernährungsempfehlungen ist es aber logischerweise ratsam, eher den darauf spezialisierten Fachorganisationen zu vertrauen, während umgekehrt in Fragen von Tierrechten und Tierschutz die entsprechenden Organisationen die höhere Kompetenz aufweisen. Dass dabei Zielkonflikte auftreten können, liegt in der Natur der Sache, doch sollten wir dabei Wunsch und Wirklichkeit immer zu unterscheiden wissen.

Zweitens ist es wieder eine Frage des Risikos, das vom Grad der pflanzenbasierten Ernährung abhängt und insbesondere vom Wissen der Eltern über Ernährung. Immer wieder machen traurige Fälle vegan ernährter Kinder Schlagzeilen, die unterernährt waren, bis hin zu Todesfällen[55,56,57,58]. Die vegane Community reagiert darauf in Teilen meist wenig reflektiert, spricht von Einzelfällen und davon, dass diese Eltern einfach verantwortungslos gehandelt haben.

Zwar sind solche Fälle, wenn sie in die Schlagzeilen kommen, tatsächlich Einzelfälle und die Eltern in der Tat verantwortungslos. Allerdings haben sie nicht wie in Fällen von Kinderverwahrlosung durch Nichtstun den Schaden angerichtet, sondern in dem Glauben, das Richtige für ihr Kind zu tun. Auch diese Eltern haben ihre Informationen von irgendeiner Quelle eingeholt und danach gehandelt. Und auch diese Eltern haben ihrem Kind sicher nicht den Tod gewünscht.

Daher ist die Risikoabwägung für bevölkerungsweite Ernährungsempfehlungen eben auch kein Wunschkonzert, sondern orientiert sich schlicht an einer bedarfsdeckenden Zufuhr von Nährstoffen für die gesamte Bevölkerung, und zwar durch die zur Verfügung stehenden Lebensmittel. Dabei spielt es zunächst keine Rolle, ob diese Lebensmittel pflanzlicher oder tierischer Natur sind, und die Empfehlungen müssen auch unabhängig vom Grad der Ernährungsbildung oder den individuellen Vorlieben und Denkweisen über Ernährung funktionieren. Es gilt also wie in den ersten Kapiteln dieses Buchteils der Grundsatz: Je mehr Lebensmittel aus der Ernährungsweise ausgeschlossen werden, desto höher ist das Risiko für einen Nährstoffmangel. Vegane Ernährung zeigt daher das größte Risiko gefolgt von vegetarischer Ernährung und omnivorer Ernährung. Dieser Tatsache müssen sich Eltern besonders stark bewusst sein.

Nun zeigt sich in den meisten Fällen glücklicherweise, dass dieses Bewusstsein bei vegan oder vegetarisch lebenden Eltern beziehungsweise Familien in der Regel vorhanden ist. Die Studienlage zum Ernährungsstatus von Kindern und Jugendlichen ist zwar noch nicht besonders ergiebig, und es fehlen Langzeitstudien, die mögliche negative wie auch positive Auswirkungen im Erwachsenenalter bewerten. Doch die aktuellste Übersichtsarbeit[59] zu dem Thema, die über achtzehn internationale Studien ausgewertet hat, zeigt, dass vegan ernährte Kinder und Jugendliche im Durchschnitt z.B. einen höheren Vitamin-B_{12}-Spiegel im Blut aufwiesen als omnivor ernährte Kinder – wenn Nahrungsergänzungsmittel eingenommen wurden. Das deutet auf ein vorhandenes Bewusstsein der Eltern für mögliche Nährstoffdefizite hin. Auch war die Aufnahme von Folsäure sowie Eisen, Magnesium, Kalium, Vitamin C und E sowie ungesättigten Fettsäuren höher. Dafür war die Aufnahme von Kalzium, Vitamin B_2 und Protein geringer. Kritisch zu sehen ist auch, dass trotz höherer Eisenaufnahme die Ferritin-Spiegel im Blut bei veganer Ernährung geringer waren. Ferritin ist ein Transportprotein im Blut, das bei Eisenmangel vermindert auftaucht, was darauf hinweist, dass das Eisen aus der pflanzlichen Nahrung nicht ausreichend in den Körper aufgenommen wurde. Auch war die Jodausscheidung im Urin vermindert – ein Hinweis auf einen Jodmangel aufgrund zu geringer Aufnahme in den Körper, obwohl die Jodzufuhr über die Lebensmittel unauffällig war. Ein weiterer kritischer Messpunkt war die Knochendichte, die bei veganer Ernährung verringert war und direkt mit einer zu geringen Kalziumaufnahme im Zusammenhang stehen kann, ebenso wie mit Vitamin-D-Mangel und zu geringem Körpergewicht.

Eine weitere Übersichtsstudie[60], die auch vegetarische Ernährung bei Kindern und Jugendlichen einbezogen hat, kam zu ähnlichen Befunden, wobei die schon genannten Risiken für bestimmte Nährstoffmängel bei vegetarischer Ernährung deutlich geringer beziehungsweise nicht unterschiedlich von omnivorer Ernährung waren. Zusammengefasst gilt also, dass eine vegane Ernährung für Kinder und Jugendliche eine sehr große Sorgfalt der Eltern erfordert sowie eine Begleitung durch den Kinderarzt und eine zertifizierte Ernährungsberatung, um das Risiko für einen möglicherweise folgenschweren Nährstoffmangel zu minimieren. Vegetarische Ernährung ist hingegen kaum mit einem Risiko behaftet; dies gilt auch für jede andere Art pflanzenbasierter Ernährung in weiter entwickelten Ländern, wo eine ausreichende Vielfalt und Verfügbarkeit an Lebensmitteln herrscht.

Mythos 9

VEGANE UND VEGETARISCHE ERNÄHRUNG FÖRDERN ESSSTÖRUNGEN

Essstörungen können vielfältige Ursachen haben, weshalb in diesem Kapitel nur allgemein und mit Bezug auf mögliche Verbindungen zu veganer oder vegetarischer Ernährung auf sie eingegangen werden kann. Generell gilt dieser Zusammenhang im Übrigen für jede Art von Ernährung als gegeben, die in welcher Form auch immer nur durch die Begrenzung der Lebensmittelauswahl funktioniert. Das ist auch gut nachvollziehbar, da Menschen mit einer Essstörung im Rahmen eines Selbstrechtfertigungszwanges spätestens dann eine vermeintliche Erleichterung in Bezug auf ihr Essverhalten verspüren können, wenn eine mehr oder weniger gut passende und von außen vorgegebene Ernährungsempfehlung die zuvor selbst getroffenen Entscheidungen in einem gewissen Umfang bestätigt. Oder anders gesagt: Das eigene Verhalten kann nicht so falsch sein, wenn es dafür offensichtlich einen bereits existierenden theoretischen Überbau gibt und möglicherweise sogar eine Gemeinschaft von Menschen, die ähnliche Entscheidungen getroffen haben. Auch wenn der Anteil sich vegan ernährender Menschen je nach Umfrage konstant bei nur ein bis zwei Prozent der deutschen Bevölkerung liegt (sich vegetarisch ernährende Menschen: elf bis zwölf Prozent), so ist also in beiden Fällen sowohl ein schon länger existierender theoretischer und ebenso ideologischer (wobei kein Mensch *nicht* ideologisch sein kann) Überbau vorhanden wie auch eine ausreichend große Gemeinschaft, die sich gegenseitig bei der Umsetzung eines gemeinsamen Ziels unterstützt und fördert.

Nun wurden in der Vergangenheit immer wieder Stimmen laut, die eine vegane oder vegetarische Ernährung als Auslöser für oder Einstieg in eine Essstörung bezeichneten[61]. Meist handelte es sich dabei jedoch um anekdotische Erwähnungen oder Einzelfallbeschreibungen. Generell ist ein Zusammenhang, wie eingangs zu diesem Kapitel erwähnt, nicht auszuschließen. Doch gerade deshalb sollte man sich zunächst einen Überblick[62] über die allgemeine Art und Häufigkeit von Essstörungen in der Bevölkerung verschaffen.

Allgemein können die Ausprägungen von Essstörungen stark variieren und sind aufgrund ihres teils stark individuellen Charakters nicht ohne Weiteres vergleichbar. Zudem müssen sie auch erst einmal diagnostisch erfasst werden, was voraussetzt, dass Betroffene sich Hilfe suchen oder auch von ihnen nahestehenden Menschen dazu motiviert werden. Da dies gerade bei Essstörungen als psychisch mitbedingten Erkrankungen nicht ohne Weiteres passiert, ist die Dunkelziffer wie auch bei anderen psychischen Erkrankungen hoch. Zahlen des Robert Koch-Instituts zu Folge zeigen in Deutschland fast 20 Prozent der Kinder und Jugendlichen Symptome einer Essstörung, wobei Mädchen mit rund 28 Prozent deutlich häufiger betroffen sind als Jungs mit etwa zwölf Prozent. Anzeichen sind aber keine Diagnosen, daher werden für die erwachsene Bevölkerung anteilig folgende Zahlen angegeben: Magersucht (Anorexia nervosa) ca. 0,8 Prozent (Frauen: 1,2; Männer: 0,3), Ess-Brech-Sucht (Bulimia nervosa) 0,2 Prozent (Frauen: 0,3; Männer: 0,1), exzessive Essanfälle (Binge-Eating) 0,1 Prozent. Internationale Studien kommen dagegen auf deutlich höhere Werte für die erwachsene Bevölkerung. Sie weisen Essstörungen bei 20 Prozent der Bevölkerung aus und nennen Binge-Eating als häufigste Form von Essstörungen.

Die unterschiedlichen Angaben für Häufigkeiten von Essstörungen im internationalen Kontext spiegeln womöglich genau die weiter oben genannten Schwierigkeiten bei der Diagnose und Erfassung wider, weshalb Vergleiche zwischen Ländern und Regionen schwierig sind.

Ein erstes Indiz in Bezug auf die Frage, ob vegane oder vegetarische Ernährung Essstörungen fördern können, liefern die Daten des Robert Koch-Institutes bereits: Zwar ist sowohl bei Befragungen der Bevölkerung zur Ernährungsweise wie auch bei der Erfassung von Essstörungen von einer Ungenauigkeit der Resultate auszugehen, allerdings dürfte selbst bei einer hohen Unsicherheit klar sein, dass es viel mehr erwachsene Menschen gibt, die sich vegan oder vegetarisch ernähren, als Menschen, die von einer Essstörung betroffen sind. Selbst wenn es also Menschen gibt, die sich *sowohl* vegan oder vegetarisch ernähren *als auch* von einer Essstörung betroffen sind, so kann schon einmal nicht von einem Automatismus gesprochen werden, wonach eine vegane oder vegetarische Ernährungsweise per se zu einer Essstörung führen würde.

Eine weitere Essstörung, die bislang weniger gut charakterisiert ist, da ihr Erscheinungsbild noch vielfältiger als das der zuvor genannten ist, ist die sogenannte Orthorexie[63]. Es handelt sich dabei um ein zwanghaftes Verhalten mit dem Wunsch, sich vermeintlich gesund zu ernähren. Auch hier können eine eingeschränkte Lebensmittelauswahl, von außen oder selbst auferlegte Ernährungsregeln und mitunter moralisch oder ethisch hinterlegte Beschränkungen der Nahrungsaufnahme durch Speisevorschriften zu den sichtbaren und spürbaren psychischen und körperlichen Symptomen einer Essstörung beitragen. Frauen sind häufiger als Männer betroffen, nach Schätzungen etwa ein bis zwei Prozent der weiblichen deutschen Bevölkerung. Neben Menschen, die sich vegan oder vegetarisch ernähren, gehören auch Sportler und Diätassistenten zu den Risikogruppen.

Wie sieht es aber nun in den Fällen aus, wo beide Tatsachen zutreffen – also eine vegane oder vegetarische Ernährung und eine Essstörung? Eine aktuellere Studie[64] aus Brasilien ergab, dass nur bei 0,6 Prozent der Studienteilnehmer, die allesamt einer veganen Ernährung folgten, ein essgestörtes Verhalten vorlag. Das Studiendesign ordnete die Teilnehmer nach einer Befragung zu ihrem Essverhalten einer Risikokategorie zu, davon wurden 94 Prozent auf der niedrigsten Risikokategorie eingestuft. Der Rest lag dazwischen, eine große Häufung eines hohen Risikos für eine Essstörung konnte also nicht gefunden werden. Eine Übersichtsarbeit[65] wertete dagegen zwanzig Einzelstudien aus, die vorrangig Menschen mit vegetarischer Ernährung einschlossen hatte, und stellte eine Häufung von Essstörungen fest, ohne allerdings einen ursächlichen Zusammenhang feststellen zu können. Eine Einzelstudie[66] aus dem Jahr 2012 zeigte z.B. einen Zusammenhang insofern auf, als von einer Gruppe Frauen, die im Laufe ihres Lebens einmal eine Essstörung entwickelt hatten, mit 52 Prozent über vier Mal so viele auch in der Vergangenheit oder während des Zeitraums der Datenerhebung einer vegetarischen Ernährung folgten, wie es im Vergleich dazu die Gruppe der Frauen tat, die bislang von keiner Essstörung betroffen waren (in dieser Gruppe hatten sich nur zwölf Prozent jemals oder während der Datenerhebung vegetarisch ernährt).

Diese drei Beispiele von Studien zeigen exemplarisch sehr gut auf, dass ein ursächlicher Zusammenhang zwischen einer veganen oder vegetarischen Ernährung und einer Essstörung nicht nachweisbar ist. Es kann also nicht davon gesprochen werden, dass eine vegane oder vegetarische Ernährungsweise in eine Essstörung mündet. Es ist zwar nicht ausgeschlossen, aber genauso gut möglich, dass eine von einer Essstörung betroffene Person schon vor oder nach einer veganen oder vegetarischen Ernährungsumstellung eine Essstörung entwickelte.

Die Entwicklung einer Essstörung kann so vielfältiger Natur und deren Behandlung[67] mitunter so komplex sein wie jedes dahinterstehende Individuum. Schon deshalb ist die Rückführung auf eine bestimmte Ernährungsweise unter Anwendung klarer diagnostischer Kriterien kaum möglich. Die Studienlage deutet vielmehr darauf hin, dass Menschen, die von einer Essstörung betroffen waren oder sind, eine Vielzahl von Ernährungsoptionen in Erwägung ziehen und ausprobieren, um damit einen für ihr Selbstbild passenden Lebensalltag zu konstruieren. Diese Verhaltensanpassungen können jedoch auch andere Ernährungsweisen einschließen, genauso wie die Lebensbereiche außerhalb der Ernährung. Die Datenlage ist in dieser Hinsicht unvollständig und kann deshalb eventuelle ursächliche Zusammenhänge zwischen bestimmten Ernährungsweisen und der Entstehung von Essstörungen nur verzerrt darstellen.

Faktisch kann aktuell nur davon ausgegangen werden, dass unabhängig von der Ernährungsweise bestimmte Anzeichen (Untergewicht, Ausbleiben der Monatsregel bei Frauen, Nährstoffdefizite, körperliche und psychologische Einschränkungen) auf eine Essstörung hindeuten. In allen diesen Fällen sollte möglichst schnell eine Vorstellung bei einem Facharzt erfolgen, damit nach einer Diagnose eine Therapie eingeleitet werden kann. Nicht selten können so Leben gerettet oder schwerwiegende Spätfolgen gerade für heranwachsende Jugendliche vermieden werden.

Zusammenfassend können wir sagen: Weder die vegane noch die vegetarische Ernährungsweise sind Ursache von Essstörungen, und das Thema ist zu ernst, um es in Debatten über gesundheitsförderliche Ernährung zur Abqualifizierung bestimmter Ernährungsweisen zu missbrauchen.

Mythos 10

VEGANE UND VEGETARISCHE ERNÄHRUNG MACHEN DEPRESSIV

Populäre Debatten über Ernährung laufen immer nach dem gleichen Schema ab: Ein Thema, ein Produkt, ein Lebensmittel, eine Diät oder eine Ernährungsweise wird aus finanzieller, ideologischer oder persönlicher Motivation mit der Hoffnung in die Öffentlichkeit gebracht, dass sich möglichst viele Käufer, Fürsprecher oder Anhänger (oder »Follower«) dafür begeistern lassen. Es ist auch nicht unüblich und im Zeitalter der sozialen Medien nochmals mit großer Beschleunigung zu sehen, dass sich dann rasch eine Gegenbewegung oder ein Gegentrend entwickelt. Schließlich existieren ausreichend gegenläufige Interessen und Überzeugungen, die nicht so einfach ins Wanken geraten dürfen. Videos auf Youtube provozieren Reaktionsvideos, Postings auf Social-Media-Plattformen provozieren Gegenreaktionen in Form von Kommentaren und Reaktions-Postings. Ankündigungen neuer Produkte und Werbeversprechen von Unternehmen werden auseinandergenommen, debattiert und manchmal sogar revidiert.

An sich ist so eine lebhafte Debattenkultur in einer freiheitlichen Gesellschaft sehr wünschenswert, allerdings können die Ausschläge nach beiden Seiten auch ins Extreme ausarten. Das Prinzip: Je großspuriger die Ankündigungen, je stärker die Narrative, desto heftiger fallen auch die Gegenreaktionen aus.

Beim Thema vegane Ernährung mangelt es auf beiden Seiten nicht an Beispielen. Gerade in sozialen Medien, aber auch in vielen klassischen Medien werden eine pflanzenbasierte

Ernährung und eine vegetarische oder vegane Ernährung als Lifestyle-Produkt vermarktet. Es ist ein Angebot mit großen Versprechungen: Du ernährst dich gesund, rettest die Umwelt, schützt die Tiere und bist ein guter Mensch. Was sollte der ewigen Glückseligkeit also noch entgegenstehen? Wenn Menschen, die sich vegetarisch oder vegan ernähren oder ernährt haben, nun persönlich oder dem augenscheinlichen Vernehmen nach nicht diesem Erscheinungsbild entsprechen, schlagen die teils hochstilisierten Erwartungen auf der anderen Seite in Häme um. Im Extremfall, wenn Menschen in depressiven Stimmungslagen verweilen, wird dann ausgerechnet die Ernährungsweise zur Ursache erklärt. Dies gilt im Übrigen nicht nur bei vegetarischer oder veganer Ernährung, sondern auch sonst überschlagen sich Lifestyle-Magazine im Herbst und Winter mit Ernährungstipps für »Soul-Food« gegen die Winterdepression.

Für die vegetarische und vegane Ernährung beginnt hier das Problem, denn eine stark pflanzenbasierte Ernährung kann die teils überhöhten Versprechungen zu Gesundheitsvorteilen nicht immer einlösen, und bei vegetarischer oder veganer Ernährung können sich bei falscher Ausführung sogar ernsthafte gesundheitliche Nachteile ergeben (dazu mehr im zweiten Buchteil). Auch die Auswirkungen pflanzenbasierter Ernährung auf die Umwelt bewegen sich nicht in den Dimensionen, dass man damit die Welt retten könnte, wie es gerne verbreitet wird (mehr dazu in meinem Buch *Die Ökobilanz auf dem Teller – Wie wir mit unserem Essen das Klima schützen können*).

Wenn zwar zumindest dem Tierwohl geholfen ist, aber dafür womöglich gesundheitliche Nachteile in Kauf genommen werden müssen und für viele Menschen aus diesem und anderen persönlichen Gründen irgendwann wieder tierische Lebensmittel auf den Teller kommen, dann fällt diese Entscheidung den meisten Menschen nicht leicht. Generell ist es auch so, dass die Entscheidung für eine vegetarische oder vegane Ernährung meist nicht aus heiterem Himmel getroffen wird. Zumeist dient ein Ereignis oder ein Vorfall als Auslöser für die Abkehr von Fleisch oder tierischen Lebensmitteln, doch im Vorfeld hat bereits ein Prozess der Bewusstseinsbildung stattgefunden. Sowohl die Hinwendung zu vegetarischer oder veganer Ernährung als auch die Abkehr stehen also im Zusammenhang mit einer persönlichen Reflexion des eigenen Verhaltens und der Umwelt, in der wir leben. Diese Auseinandersetzung an sich kann schon positive wie auch negative Stimmungen heraufbeschwören, wie dies auch bei intensiver Auseinandersetzung in anderen Lebensbereichen möglich ist.

Diese vorangestellten Überlegungen zeigen, wie komplex die individuelle Wahrnehmung der Zusammenhänge zwischen Ernährung, Gesundheit, Umwelt und Tierwohl sind, weshalb wir uns nun auch noch die Dimension unterschiedlicher Ausprägungen von Depressionen vor Augen führen sollten. Laut Robert Koch-Institut[68] sind in Deutschland rund zehn Prozent der Frauen und sechs Prozent der Männer von einer ärztlich diagnostizierten Depression betroffen. Dabei sind insgesamt Menschen zwischen 45 und 64 Jahren häufiger betroffen, und der Anteil sinkt mit steigender Einkommensklasse. Von einer ärztlichen Diagnose einer Depression zu unterscheiden ist die Diagnose depressiver Symptomatiken, wovon rund zehn Prozent der gesamten Bevölkerung betroffen sind – wiederum Frauen häufiger als Männer. Die Ursachen[69] für Depressionen sind vielfältig und können psychosozialer Natur (negative Lebenserfahrung, Stressbelastung) oder auch neurobiologischer Natur sein (genetische Faktoren, Fehlregulation der Nervenfunktionen).

Insgesamt ergeben sich jetzt also schon zwei mögliche Verzerrungen für einen potenziellen Zusammenhang zwischen vegetarischer und veganer Ernährung einerseits und Depressionen andererseits, denn diversen Umfragen zu Folge ist auch der Anteil der Menschen, die einer der beiden Ernährungsweisen folgen, häufiger weiblich. Und zudem können psychosoziale Auslöser für eine Depression oftmals Lebensumstände erzeugen, in denen auch eine intensive Auseinandersetzung mit der eigenen Ernährung stattfindet. Ein zufälliges gemeinsames Auftreten von Depression und vegetarischer oder veganer Ernährung kann also keinesfalls ausgeschlossen werden.

Der aktuellste Übersichtsartikel[70] zu dieser Thematik zeigt denn auch ein diffuses Bild: Von 25 ausgewerteten Studien zeigten elf einen positiven Zusammenhang zwischen beiden Ernährungsweisen und dem Auftreten einer Depression auf. Sieben Studien zeigten keinen Zusammenhang und sieben Studien sogar einen umgekehrten Zusammenhang, also weniger Depressionen bei vegetarischer oder veganer Ernährung.

Weitere Forschung zu dieser Thematik könnte die Ergebnislage zwar noch festigen, dennoch lässt sich aus dem bestehenden Wissen über die Ursachen und die Komplexität depressiver Erkrankungen und Stimmungen ableiten, dass ein monokausaler Zusammenhang mit vegetarischer oder veganer Ernährung unwahrscheinlich ist.

TEIL 2

DIE ZEHN GRÖSSTEN »PRO PLANT-BASED«-MYTHEN

Im ersten Teil dieses Buches haben wir bereits gesehen, dass die Diskussion über gesunde Ernährung oft in Widersprüche verstrickt ist. Dabei sollte Ernährung doch eigentlich relativ einfach sein: Der Mensch isst die Lebensmittel, die ihm zur Verfügung stehen, in ausreichenden Mengen, um seinen Bedarf an Nährstoffen zu decken. Im Vergleich zu den meisten anderen Lebewesen haben wir dazu auch noch den Vorteil, auf eine Vielzahl von Nahrungsquellen zurückgreifen zu können, denn wir sind weder reine Pflanzen- noch reine Fleischfresser. Lebensmittel sind Mittel zum Leben, unabhängig von der »Himmelsrichtung«, in die irgendein neuer Ernährungstrend zeigt.

Warum also wird daraus eine so komplizierte Sache gemacht? Das liegt zum einen möglicherweise ausgerechnet daran, dass wir eine so große Auswahl an Nahrungsquellen haben, die sich heute nicht nur in einigen Grundnahrungsmitteln zeigt, die wir früher noch selbst zu Mahlzeiten verarbeitet haben, sondern in einer Vielzahl von hoch verarbeiteten Produkten, die die Regale von Supermärkten und die Speisekarten von Restaurants füllen. Wer in diesem Überangebot die Orientierung behalten will, braucht irgendeine Art von Kompass.

Und dieser Kompass, den jeder für sich finden muss, ist wohl eine weitere Ursache für die heutigen Kontroversen über die richtige oder gesunde Ernährung. Der eine Kompass zeigt immer in Richtung zuckerfreier Ernährung, ein anderer zur glutenfreien Ernährung und ein weiterer in Richtung vegetarischer oder veganer Ernährung. Mal richten sich die Kompassnadeln also in Richtung gesundheitlicher Orientierung aus, mal in Richtung ökologischer oder ethischer Orientierung. Oder in irgendeine andere Richtung.

Während der magnetische Kompass stets in Richtung Norden zeigt und damit eine fixe Orientierung hat, gelingt das dem Ernährungskompass (auch dem gleichnamigen Buch leider nicht) nur bedingt. Denn weil die vermeintlich gefundene Orientierung vielen Menschen das langersehnte Gefühl von Sicherheit in Ernährungsfragen gibt, reagieren sie auf Ausschläge der Kompassnadeln in andere Richtungen oftmals mit einer spontanen Abwehrhaltung. Wie im ersten Buchteil gezeigt, gibt es viele Mythen, die sich gegen eine vegane oder vegetarische Ernährung richten. Umgekehrt versuchen manche Anhänger dieser Ernährungsweise, diese als besonders positiv darzustellen. Doch auch das ist nicht immer zutreffend, wie wir im Folgenden sehen werden.

Mythos 11

PFLANZENBASIERTE ERNÄHRUNG SCHÜTZT VOR KREBS

Krebs ist ein Thema, mit dem sich immer Aufmerksamkeit erzeugen lässt. Im ersten Buchteil haben wir bereits den Mythos betrachtet, bestimmte Inhaltsstoffe aus Soja könnten Brustkrebs verursachen. Es versteht sich von selbst, dass die Aussicht auf eine schwere und potenziell tödliche Erkrankung viele Frauen verunsichern dürfte, wenn sie sich fragen, ob sie eine pflanzliche Ernährung mit Soja als wertvolle und reichhaltige Proteinquelle umsetzen können. Auf der anderen Seite sorgen ähnliche Mythen für Verunsicherung beim Konsum tierischer Lebensmittel.

Es reicht eine kurze Google-Suchanfrage mit den Stichwörtern »Krebs«, »Milch« oder »Fleisch«, um auf unzählige Veröffentlichungen zu stoßen, in denen diese Lebensmittel oder auch tierisches Protein ganz allgemein mit einem erhöhten Risiko für bestimmte Krebserkrankungen in Zusammenhang gebracht werden. Und derlei findet sich nicht nur auf den Websites von Organisationen, denen derartige Botschaften gut ins Konzept passen, da sie Menschen überzeugen können, besser keine tierischen Lebensmittel (mehr) zu sich zu nehmen. Es gibt auch genügend wissenschaftliche Arbeiten, die diesen Zusammenhang erforscht haben und die nicht selten als Quelle mit seriösem Touch herhalten müssen. Doch nicht jede Studie, die irgendwo zitiert wird, ist der letzte Schluss der Weisheit, wie wir gleich sehen werden.

Generell gilt, wie im Kapitel über Soja und Brustkrebs ausführlich erläutert, dass die Entstehung von Krebs von zahlreichen Faktoren beeinflusst wird und sehr selten von einer einzigen Ursache ausgeht. Es gibt zwar starke Umweltgifte, die nachweislich auch beim Menschen Krebs auslösen können, ebenso wie übermäßige UV-Strahlung das Risiko für Hautkrebs steigern kann, doch für kein einziges Lebensmittel konnte bislang ein vergleichbarer ursächlicher Zusammenhang bewiesen werden. Der Grund ist einfach: Lebensmittel bestehen aus einer komplexen Mischung von Hunderten oder gar Tausenden Inhaltsstoffen, und es ist so gut wie unmöglich, deren jeweils einzelne Wirkung auf eine mögliche Krebsentstehung zu ermitteln, da bereits die Kombination aus zwei, drei, vier, fünf oder mehr Inhaltsstoffen eine komplett andere Wirkung haben kann. Werden dann bei einer Mahlzeit auch noch mehrere Lebensmittel kombiniert, dann ist es nahezu unmöglich, einen Einzeleffekt nachzuweisen. Zudem können sich die Auswirkungen von Ernährungsweisen über die gesamte Lebensspanne eines Menschen vollziehen, und die meisten Beobachtungsstudien haben nur eine Laufzeit von wenigen Jahren bis maximal ein oder zwei Jahrzehnten. Das nächste Problem: Diese Studien finden oft in Ländern wie den USA, England oder in Europa statt. Die Ergebnisse sind aber nicht unbedingt auf andere Länder und Menschen mit einem anderen ernährungskulturellen und genetischen Hintergrund übertragbar, vom individuellen Lebensstil ganz zu schweigen. Zuletzt ist es aus ethischen Gründen nicht möglich, Studien durchzuführen, in denen eine Gruppe von Studienteilnehmern zum Beispiel zehn Jahre lang kein Fleisch essen darf, um im Vergleich zu einer Kontrollgruppe, die Fleisch essen darf, herauszufinden, ob Fleisch irgendeine Art von gesundheitlichen Vor- oder Nachteilen haben kann. Daher behilft man sich, indem man Menschen beobachtet, die sich bereits freiwillig zum Beispiel fleischlos ernähren. Oder eben komplett ohne tierische Lebensmittel.

So entsteht allerdings ein weiterer Nachteil dieser Beobachtungsstudien: Menschen, die sich vegetarisch oder vegan ernähren, folgen oftmals insgesamt einem bewussteren Lebensstil, was bedeutet, dass mögliche Gesundheitseffekte nicht allein auf die Ernährung zurückgeführt werden können (man spricht auch vom »Healthy User Bias«). Und so ist es auch zu erklären, dass die Ergebnislage für die gesundheitsförderlichen Effekte pflanzenbasierter Ernährung uneindeutig ist, während die oftmals postulierten negativen Gesundheitseffekte tierischer Lebensmittel im Umkehrschluss ebenso wenig gesichert sind.

Bevor wir also auf das Thema »Schutz vor Krebs durch pflanzenbasierte Ernährung« eingehen, halten wir deshalb fest: Offensichtlich haben sowohl pflanzliche als auch tierische Lebensmittel in den letzten zwei Millionen Jahren der Entstehungsgeschichte unserer Art eher dazu geführt, dass der Mensch einen beispiellosen Entwicklungssprung hingelegt hat, als dass er durch Krebs- oder andere Erkrankungen ausgerottet wurde.

In Deutschland wären laut einer Auswertung des Deutschen Krebsforschungszentrums in Heidelberg[1] rund 19 Prozent aller Krebsfälle vermeidbar, wenn wir auf Tabakkonsum verzichten würden. Etwa acht Prozent wären durch eine gesunde Ernährungsweise vermeidbar und sieben Prozent, wenn unser Körpergewicht im Normalbereich bliebe. Sechs Prozent wären nochmals vermeidbar, wenn wir uns körperlich mehr bewegen würden. Weniger Alkoholkonsum würde immerhin noch zwei Prozent der Krebserkrankungen vermeiden helfen. Vermeidbare Krebserkrankungen durch Infektionen oder Umweltgifte kommen zusammen nochmals auf gut fünf Prozent an Krebserkrankungen, die vermieden werden könnten. Zählt man alle vermeidbaren Prozente zusammen, dann wird deutlich, dass die Mehrzahl aller Krebserkrankungen nicht durch den Lebensstil beeinflusst werden kann, sondern vielmehr durch unsere genetische und somit familiäre Vorgeschichte mitbestimmt wird.

Wir können allerdings auch feststellen, dass die Ernährung und damit verbunden auch Übergewicht zusammen immerhin noch rund 15 Prozent aller vermeidbaren Krebserkrankungen beeinflussen. Damit hat unsere Ernährung ein fast so großes Vermeidungspotenzial in Bezug auf die Entstehung von Krebserkrankungen, als würde ganz Deutschland das Rauchen aufgeben. Doch von welchen Krebserkrankungen sprechen wir hier überhaupt?

Die Details der Studie[2] des Deutschen Krebsforschungszentrums liefern dazu einige wertvolle Erkenntnisse. Zunächst zum Übergewicht, denn hier gibt es bereits einen wichtigen Anhaltspunkt, warum eine pflanzenbasierte Ernährung in gewisser Weise das Krebsrisiko senken kann, warum dies aber nicht notwendigerweise an den pflanzlichen Lebensmitteln liegt. Übergewicht steigert das Risiko für eine Vielzahl von Krebserkrankungen: Magenkrebs, Dickdarmkrebs, Brustkrebs, Bauchspeicheldrüsenkrebs, Prostatakrebs, Blasenkrebs, Eierstockkrebs, Schilddrüsenkrebs, Nierenkrebs, Gebärmutterkrebs und auch bestimmte Formen von Blutkrebs. Diese lange Liste zeigt bereits, dass unser Körpergewicht das Risiko für viele Krebsarten systemisch steigert. Der Vorteil pflanzenbasierter Ernährungsweisen kann es nun sein, dass durch die relativ geringe Energiedichte vieler pflanzlicher Lebensmittel aufgrund der enthaltenen Ballaststoffe die durchschnittliche Energieaufnahme umso geringer ist, je mehr pflanzenbasiert eine Ernährungsweise ist.

Natürlich gilt dies vor allem für frische und gering verarbeitete pflanzliche Lebensmittel, während hoch verarbeitete pflanzliche Lebensmittel mit viel Zucker oder Fett in der Zutatenliste auch eine sehr hohe Energiedichte haben können. Dennoch ist es so, dass eine vegetarische oder vegane Ernährung mit vielen frischen und gering verarbeiteten pflanzlichen Lebensmitteln vor Übergewicht schützen kann. Daten aus Deutschland[3] bestätigen diese Tendenz, ebenso wie aus den USA, wo mit der Adventist Health-Studie 2[4] die wohl längste und umfassendste Beobachtung pflanzenbasierter Ernährungsweisen durchgeführt wurde. Allerdings zeigt die Studie in den Adventisten-Gemeinden eben auch eines ganz klar: Das Risiko für Krebserkrankungen hängt weniger von der Frage ab, ob jemand Fleisch bzw. tierische Lebensmittel isst oder nicht, sondern vom Anteil an der gesamten Ernährung. Und zusätzlich ist das Körpergewicht ein möglicherweise noch wichtigerer Faktor für das Krebsrisiko, unabhängig davon, wie pflanzenbasiert die Ernährung ist.

Das zeigte auch eine der größten europäischen Studien zum Einfluss der Ernährung auf das Krebsrisiko, die EPIC-Studie[5]: Die vegetarisch lebenden Studienteilnehmer hatten durchschnittlich einen geringeren Body-Mass-Index als die Nichtvegetarier, und sie hatten insgesamt ein geringeres Krebsrisiko. Bemerkenswert war jedoch, dass ihr Risiko für Darmkrebs im Vergleich zu den Fleischessern etwas erhöht war. Das ist vor allem deshalb interessant, weil speziell rotes Fleisch und verarbeitetes Fleisch angeblich das Risiko für Dickdarmkrebs steigern sollen.

Die Datenlage ist also alles andere als eindeutig, und das bringt uns zum nächsten Punkt. Laut der Studie des Deutschen Krebsforschungszentrums gibt es fünf Aspekte der Ernährung, die das Krebsrisiko erhöhen oder senken können. Weniger rotes Fleisch, kein verarbeitetes Fleisch und weniger Salz könnten demnach für 0,4 Prozent, 2,1 Prozent und 0,3 Prozent weniger Krebsfälle sorgen. Dabei geht es vor allem um Dickdarm-, Brust-, Lungen-, Bauchspeicheldrüsen- und Magenkrebs. Weniger rotes Fleisch heißt: weniger als 500 Gramm pro Woche. Und weniger Salz bedeutet, weniger als sechs Gramm pro Tag. Kein verarbeitetes Fleisch heißt, gar kein verarbeitetes Fleisch (also keine Wurstwaren etc.). So ließen sich also zusammengenommen 2,8 Prozent der Krebsfälle vermeiden. Auf der anderen Seite könnten durch mehr Konsum von Ballaststoffen (mehr als 32 Gramm pro Tag) 3,3 Prozent der Krebsfälle, insbesondere von Dickdarm- und Brustkrebs, vermieden werden und durch den Konsum von mehr Obst und Gemüse (mehr als 400 Gramm pro Tag) nochmals 2,1 Prozent der Krebsfälle in Form von Dickdarm- und Lungenkrebs. Auch hier zeigt sich: Es geht nicht darum, ob Fleisch und tierische Lebensmittel konsumiert werden oder nicht, sondern um die Dosis und eine ausgewogene Ernährung im Allgemeinen.

Milch und Milchprodukte fehlen in dieser Betrachtung sogar gänzlich, obwohl auch über sie in populärwissenschaftlichen Veröffentlichungen immer wieder verbreitet wird, sie könnten das Krebsrisiko steigern. Dabei hat sich auch hier inzwischen sogar ein umgekehrtes Bild herausgestellt: Der Konsum von Milch und Milchprodukten steht im Zusammenhang mit einem niedrigeren Risiko für Dickdarm-, Blasen- und Brustkrebs[6]. Allein für ein erhöhtes Risiko für Prostatakrebs bei sehr hohem Trinkmilchkonsum besteht weiter ein statistischer Zusammenhang, allerdings ist dieser zu schwach, um daraus eine Empfehlung abzuleiten[7]. Eine neuere Untersuchung der Loma Linda University, die durch ihre Nähe zur Adventisten-Kirche eine gewisse Tendenz zu pro-vegetarischer oder -veganer Forschung aufweist, brachte zuletzt zwar wieder ein Resultat hervor, nach dem das Risiko für Prostatakrebs bei Männern mit einem Verzehr von über 1,75 Tassen Milch pro Tag um 25 Prozent anstieg im Vergleich zu Männern, die nur eine halbe Tasse Milch pro Tag tranken, doch auch hier kann wohl Entwarnung gegeben werden, wenn man sich die Realität jenseits der einzelnen Studienstatistik ansieht. Sowohl für Prostatakrebs als auch für Dickdarmkrebs, also die Krebsarten, die immer wieder insbesondere mit dem Konsum von Milch und rotem Fleisch sowie verarbeitetem Fleisch in Verbindung gebracht werden, sinken laut den Daten des Robert Koch-Instituts[8] die Erkrankungshäufigkeiten in Deutschland seit über einem Jahrzehnt oder länger stetig ab. In der gleichen Zeit ist sowohl der Konsum von Milch als auch rotem Fleisch beziehungsweise verarbeitetem Fleisch relativ konstant geblieben. Erst in den letzten Jahren ist ein leichter Rückgang zu verzeichnen, während die Erkrankungsraten der genannten Krebsarten schon lange vorher absanken.

Es scheint also kein ursächlicher Zusammenhang zwischen dem Konsum von Milch und Fleisch sowie bestimmten Krebsarten vorzuliegen, der allein die Entstehung dieser Krebsarten begründen könnte. Wenn überhaupt, dann wäre das Vermeidungspotenzial durch weniger Konsum von rotem Fleisch und Fleischwaren mit den bereits genannten 2,8 Prozent aller Krebsfälle überschaubar. Auch eine Übersichtsarbeit[9] unterschiedlicher pflanzenbasierter Ernährungsweisen – vegane, vegetarische oder mediterrane Ernährung – konnte einen schützenden Effekt allenfalls für die mediterrane Ernährung feststellen, was sowohl die Vermeidung von Krebserkrankungen betrifft als auch die Wiederkehr einer Krebserkrankung.

Was können wir also aktuell zum Einfluss pflanzenbasierter Ernährung auf Krebserkrankungen sagen? Die letzte große Übersichtsarbeit[10] dazu bestätigt nochmals, was sich zuvor schon angedeutet hat: Offenbar gibt es einen generellen Zusammenhang, der für ein geringeres Krebsrisiko bei pflanzenbasierter Ernährung spricht. Die Datenlage lässt allerdings keinen derartigen Schluss zu, wenn es sich um einzelne Krebsarten handelt, und dabei geht es vor allem um Dickdarm- und

Brustkrebs. Es bedarf also weiterer Forschung und vor allem belastbarer Studien, um die Sachlage zu klären. Doch auch da scheint sich der Verdacht für einzelne Krebsarten nicht zu erhärten. So fand eine Übersichtsstudie[11] speziell zum Konsum von rotem Fleisch und dem Risiko für Dickdarm- und Brustkrebs zwar – wie andere auch – eine Risikoerhöhung, allerdings unabhängig von der Menge an rotem Fleisch, die täglich verzehrt wurde. In der wissenschaftlichen Beweisführung deutet so eine fehlende Dosis-Wirkungs-Beziehung darauf hin, dass die Ursache für die Risikoerhöhung vermutlich woanders liegt als in dem untersuchten Gegenstand (in diesem Fall rotes Fleisch). Letztes Beispiel zur Datenlage: Der Europäische Kodex zur Krebsprävention empfiehlt eine Obergrenze von 500 Gramm Kochgewicht rotem Fleisch pro Woche oder entsprechend 750 Gramm Frischgewicht – deutlich mehr als in vielen anderen Empfehlungen. Es ist wahrscheinlicher, dass übergeordnete Aspekte wie Übergewicht und der gesamte Lebensstil das Krebsrisiko eher erhöhen als Fleisch, Fleischwaren oder tierische Lebensmittel generell.

Es lässt sich also festhalten, dass mehr pflanzenbasierte Ernährung und damit weniger tierische Lebensmittel nicht zwangsläufig zu weniger Krebserkrankungen führen. Viel eher kann eine ausgewogene Ernährung mit ausreichend Ballaststoffen, Obst und Gemüse das Risiko möglicherweise etwas absenken. Entscheidender als der Anteil pflanzlicher Lebensmittel in der Ernährung dürften aber andere Faktoren sein, darunter Bewegung, Tabakkonsum sowie die familiäre und damit genetische Vorgeschichte.

Mythos 12

PFLANZENBASIERTE ERNÄHRUNG SCHÜTZT VOR HERZ-KREISLAUF-ERKRANKUNGEN

Neben Krebserkrankungen haben Herz-Kreislauf-Erkrankungen inzwischen deutlich an Bedeutung gewonnen. Sie haben in den weiter entwickelten Ländern die Krebserkrankungen als häufigste Todesursache bei Weitem überholt. Zu den Herz-Kreislauf-Erkrankungen zählen Erkrankungen des Herzens und der Blutgefäße, die sich jedoch ganz unterschiedlich äußern können. Ein Herzinfarkt kann zum Beispiel durch ein verengtes Blutgefäß verursacht werden, sodass der Herzmuskel nicht mehr ausreichend mit Sauerstoff versorgt werden kann. An anderer Stelle, zum Beispiel im Gehirn, kann ein verengtes Blutgefäß ebenfalls zu einer Mangelversorgung mit Sauerstoff führen, sodass es zu einem Schlaganfall kommt. Beide Ereignisse können, müssen aber nicht tödlich enden. Und viele Menschen haben bereits irgendwo in ihrem Körper verengte Gefäße, ohne dies zu wissen und ohne, dass sie es jemals erfahren werden, wenn es z.B. nicht zu einem der genannten Ereignisse kommt.

Die Entstehung verengter Gefäße hängt dabei von mehreren Faktoren ab. Zum einen ist die Elastizität der Gefäßwände von entscheidender Bedeutung. Diese nimmt mit dem Alter natürlicherweise ab, da wie alle Gewebe in unserem Körper auch die Bindegewebe- und Muskelschichten der Blutgefäße nicht mehr so schnell regenerieren. Zusätzlich ist der Blutdruck im Gefäßsystem wichtig, denn durch die Anspannung oder Entspannung sind die Blutgefäße mit daran beteiligt, dass unser Blut immer mit ausreichend, aber nicht zu viel Druck durch den Körper gepumpt wird. Allerdings spielen auch noch andere Faktoren eine z.T. noch wichtigere Rolle für den Blutdruck. Zum einen entscheidet die Pumpkraft und Pumpfrequenz unseres Herzens darüber, wie hoch der Blutdruck im Gefäßsystem ist, und zum anderen steuert unser Nervensystem den Blutdruck durch Signalstoffe, die auf das Herz, die Nieren und die Blutgefäße selbst wirken. So können beispielsweise unter dem Einfluss von Stress und durch die Ausschüttung von Stresshormonen wie Adrenalin sowohl der Herzschlag als auch die Pumpkraft gesteigert und durch Anspannung der Blutgefäße der Blutdruck insgesamt erhöht werden, damit ausreichend Sauerstoff zu den Muskeln gepumpt wird. So hat der menschliche Körper sich vor Tausenden von Jahren für die Flucht vor dem sprichwörtlichen Säbelzahntiger vorbereitet, heute aber lösen andere Dinge des Alltags solche Stressreaktionen aus und sorgen im schlimmsten Fall dafür, dass der Blutdruck dauerhaft erhöht ist.

Die Nieren sind ebenfalls wichtig, denn über sie kann der Flüssigkeitshaushalt des Körpers gesteuert werden, und der ist mindestens genauso wichtig für den Blutdruck. Je mehr Flüssigkeit im Gefäßsystem ist, desto höher ist der Druck. Kochsalz, genauer gesagt Natriumchlorid, kommt als Elektrolyt mengenmäßig in hoher Konzentration im Blut vor und sorgt dafür, dass ausreichend Wasser im Blut ist, sodass es gut fließen kann. Ist jedoch zu viel Natriumchlorid im Blut, dann begünstigt das Wassereinlagerungen und das Risiko für Bluthochdruck kann steigen. Die Nieren können nun dafür sorgen, dass sowohl Natrium und Chlorid aktiv über den Urin ausgeschieden werden und damit auch gleich ein Zuviel an Wasser.

Generell führt zu hoher Blutdruck zu verdickten Gefäßwänden und macht diese unelastisch. Zusammen mit anderen, auch ernährungsbedingten Einflüssen können Entzündungen entstehen, die anschließend zur Bildung einer Art Narbengewebe führen. Dort können sich überschüssige Blutfette, Mineralstoffe und Proteine ablagern, sodass sich das Gefäß verengt. Den gesamten Vorgang nennt man Arteriosklerose. Bluthochdruck ist daher ein Risikofaktor für Herz-Kreislauf-Erkrankungen. Und so ist es auch mit Übergewicht, denn durch das hohe Körpergewicht muss nicht nur das Herz stärker pumpen, sodass sich der Blutdruck erhöht, sondern meistens verursacht eine Ernährung, die zu Übergewicht führt, gleichzeitig auch eine zu hohe Konzentration an Blutfetten, die sich an den Gefäßwänden ablagern und so die Entstehung von Arteriosklerose begünstigen können. Übergewicht ist also gleich im doppelten Sinne ein Risikofaktor für Herz-Kreislauf-Erkrankungen.

Und hier kommt die Frage auf: Kann eine pflanzenbasierte Ernährung dem Risiko für Herz-Kreislauf-Erkrankungen entgegenwirken oder sie sogar verhindern? Verlautbarungen dieser Art gibt es genug, als Beispiele können Klassiker der pro-veganen und pro-vegetarischen Literatur dienen wie das Buch *How not to die* von Dr. Michael Greger oder *Die Pritkin-Diät* von Nathan Pritkin, der schon in den 1950ern vorgab, mit einer pflanzenbasierten Ernährung ließen sich sogar bereits vorhandene Ablagerungen in den Blutgefäßen wieder auflösen. Prominente Persönlichkeiten, die bereits eine oder mehrere Herzoperationen hinter sich haben, wie zum Beispiel der ehemalige US-Präsident Bill Clinton oder Ex-Mister Universe Arnold Schwarzenegger, schwören ebenfalls auf eine vegane oder wenigstens vegetarische Ernährung und werden nicht müde, diese als die gesündeste Option in Sachen Ernährung zu proklamieren. Was ist also dran?

Zunächst mal ist es tatsächlich so, dass eine pflanzenbasierte Ernährung die Blutfette senken kann. Ein zuletzt erschienener Übersichtsartikel[12], der sämtliche Studien seit 1980 bis 2022 ausgewertet hat, kommt zu dem Schluss, dass speziell vegane und vegetarische Ernährung vor allem die Cholesterinwerte positiv beeinflussen können. Das macht auch Sinn, denn Cholesterin bildet unser Körper nicht nur selbst, sondern nimmt es auch mit tierischen Lebensmitteln auf. In der Regel passt der Körper seine Eigenproduktion an, indem er weniger Cholesterin produziert, wenn mehr über die Nahrung aufgenommen wird, und umgekehrt. In pflanzlichen Lebensmitteln kommt kein Cholesterin vor, sodass eine vegane, vegetarische oder anderweitig pflanzenbasierte Ernährung durchaus dabei helfen kann, den Cholesterinspiegel im Gleichgewicht zu halten.

Allerdings muss man dazu wissen: Cholesterin war lange ein Schreckgespenst beim Thema Herz-Kreislauf-Erkrankungen und wird in bestimmten Kreisen immer noch so dargestellt, doch das Bild hat sich anhand der wissenschaftlichen Erkenntnisse aus Langzeitstudien geändert. Die Deutsche Gesellschaft für Ernährung (DGE) hat daher in ihrer Leitlinie[13] zur Fettzufuhr und Prävention ausgewählter ernährungsmitbedingter Krankheiten sowohl für die koronare Herzkrankheit als auch Schlaganfall festgestellt, dass der Einfluss von Cholesterin, wenn überhaupt vorhanden, sehr gering sein dürfte. Zwar kann ein erhöhter Cholesterinspiegel immer noch als einer von mehreren Risikofaktoren für Herz-Kreislauf-Erkrankungen angesehen werden, allerdings stellt er nur in Kombination mit mehreren anderen Risikofaktoren wie Übergewicht, Bluthochdruck oder Diabetes mellitus Typ 2 eine echte Gefahr dar. Oder auch in Verbindung mit anderen erhöhten Blutfetten, wie den sogenannten Triglyzeriden. In der oben zitierten Übersichtsarbeit wurden diese Blutfette allerdings nicht durch eine vegane oder vegetarische Ernährung verändert, denn auch pflanzliche Fette können diese Blutfette positiv oder negativ beeinflussen.

Es könnte nun aber noch sein, dass die Zusammensetzung

der Triglyzeride einen Unterschied macht. Schließlich sollen bestimmte Bevölkerungen seltener von Herz-Kreislauf-Erkrankungen betroffen sein, weil sie höhere Mengen mehrfach ungesättigter Fettsäuren in ihrer Ernährung haben, etwa weil sie viele pflanzliche Fette aufnehmen oder auch die bekannten Fischöle, die mehr von diesen Fettsäuren enthalten als Milch oder Fleisch. Doch auch hier stellt die DGE klar, dass mehrfach ungesättigte Fettsäuren allein höchstwahrscheinlich keinen Unterschied machen, sondern allenfalls, wenn statt ihrer weniger gesättigte Fettsäuren aufgenommen werden. Das würde zwar bedeuten, dass man weniger fettreiche tierische Lebensmittel (mit Ausnahme von Fisch) verzehren sollte und dafür mehr pflanzliche Fette mit hohem Anteil mehrfach ungesättigter Fettsäuren, allerdings könnte man eben auch mehr fetten Fisch essen, der sogar noch mehr und wertvollere dieser mehrfach ungesättigten Fettsäuren enthält. Es kommt also weniger auf die tierische oder pflanzliche Herkunft des Lebensmittels an, sondern vielmehr auf die Zusammensetzung der Fette. Und auch da sind gerade pflanzliche Fette in vielen hoch verarbeiteten veganen oder vegetarischen Fertigprodukten nicht unbedingt günstiger als tierische Fette, vor allem, wenn es sich um Palmöl, Kokosfett oder Sonnenblumenöl handelt.

Alle diese Erkenntnisse sind jedoch nutzlos, wenn wir nicht wissen, ob eine Beeinflussung der Blutfettwerte durch die Ernährung am Ende tatsächlich auch zu weniger Herzinfarkten und Schlaganfällen führt. Oder, noch wichtiger, ob auch weniger Menschen daran sterben. Diese sogenannten harten Endpunkte sind es schließlich, die wir als Resultat einer ungünstigen Ernährungsweise vermeiden wollen. Wie schon bei den Krebserkrankungen ist es auch bei den Herz-Kreislauf-Erkrankungen aufgrund der komplexen individuellen Lebensbedingungen schwierig, einen kausalen Zusammenhang zwischen einzelnen Lebensmitteln und einem Erkrankungs- oder Todesfall herzustellen. Der Einfluss der Ernährung ist aber im Falle der Herz-Kreislauf-Erkrankungen sicher größer als bei den Krebserkrankungen, wo die familiäre und damit genetische Vorgeschichte eine sehr bedeutende Rolle einnimmt. Für beide Erkrankungsarten ist jedoch das Alter ein natürlicher und bedeutsamer Faktor, weshalb Studien eine sehr lange Beobachtungszeit brauchen, wenn sie stichhaltige Rückschlüsse auf die Ernährung liefern sollen. Und die Lage ist mal wieder mehr als uneindeutig.

Eine der längsten europäischen Studien[14] hat über einen Zeitraum von achtzehn Jahren herausgefunden, dass Vegetarier zwar ein 22 Prozent geringeres Risiko für eine ischämische Herzkrankheit hatten, aber dafür ein 20 Prozent höheres Risiko für einen hämorrhagischen Schlaganfall. Interessant war dabei auch, dass nach Berücksichtigung von Risikofaktoren wie Cholesterinspiegel, Bluthochdruck, Übergewicht oder Diabetes die Risikominderung für die Herzkrankheit bei den Vegetariern nur noch bei zehn Prozent lag, während sich das geringere Risiko für einen Schlaganfall der Nichtvegetarier nicht änderte. Mit anderen Worten: Ob man sich nun vegetarisch ernährt oder nicht, also mehr oder weniger pflanzenbasiert, hat nach Aussage dieser Studie keinen großen Einfluss auf das Risiko, dass eine der beiden Herz-Kreislauf-Erkrankungen auftritt, wobei sich die Risikoveränderungen ohnehin nicht in einem dramatischen Ausmaß bewegen. Eine Auswertung der Studienlage in einem Cochrane-Übersichtsartikel[15] (der Goldstandard der evidenzbasierten Medizin) ergab auch für die mediterrane Ernährung, die ja ebenfalls stark pflanzenbasiert ist, keine eindeutige Schutzwirkung für die Vermeidung von Herz-Kreislauf-Erkrankungen. Und auch für die vegane Ernährung stellte eine weitere Cochrane-Übersichtsarbeit[16] keine bessere Wirksamkeit fest als für jede andere Ernährungsumstellung mit tierischen Lebensmitteln – weder für die Vermeidung von Herz-Kreislauf-Erkrankungen noch einen besseren Krankheitsverlauf, wenn jemand bereits eine Herz-Kreislauf-Erkrankung hatte. Die oftmals zitierten Beispiele von Prominenten wie Bill Clinton und Co. sind also alles andere als beweiskräftig, sondern einfach nur gut erzählte Anekdoten jenseits der Wissenschaft. Leider besitzen solche Geschichten aber oft mehr Überzeugungskraft als die harte Wissenschaft und werden von pro-veganen Quellen meist auch gezielt mit dieser Absicht verbreitet.

Halten wir fest: Weder eine mediterrane noch eine vegetarische oder vegane Ernährung schützt besser vor Herz-Kreislauf-Erkrankungen als eine andere Ernährungsweise, solange diese nicht zu Übergewicht, Bluthochdruck oder insgesamt einem weniger gesundheitsförderlichen Lebensstil führt. Pflanzenbasierte Ernährungsweisen können aber durchaus Teil eines bewussten Lebensstils sein und auf diese Weise einen positiven Zusatznutzen liefern, weil sie bei der Vermeidung von manchen der genannten Risikofaktoren für Herz-Kreislauf-Erkrankungen hilfreich sein können.

Mythos 13

PFLANZENBASIERTE ERNÄHRUNG SCHÜTZT VOR DIABETES MELLITUS TYP 2

Die dritte der großen sogenannten Zivilisationskrankheiten ist die Zuckerkrankheit Diabetes mellitus Typ 2. Mit den Herz-Kreislauf-Erkrankungen verbindet sie außerdem noch, dass sie oft zusammen auftreten und sich in bestimmter Weise gegenseitig beeinflussen können. Was passiert also bei der Zuckerkrankheit?

Zunächst ist es ganz einfach so, dass Zucker (in Form von Traubenzucker) natürlicherweise in unserem Körper vorkommt. Eine andere Bezeichnung für Traubenzucker ist Glukose, sie ist die Transportform für Zucker in unserem Blut und die am schnellsten verfügbare Energiequelle für die Körperzellen, die unsere Nahrung zu bieten hat. Wie gelangt nun die Glukose in unser Blut? Insbesondere pflanzliche Lebensmittel enthalten unterschiedliche Arten von Zuckern oder Kohlenhydraten. Obst enthält Fruchtzucker, der auch als Fruktose bezeichnet wird, und Getreide enthält das Kohlenhydrat Stärke, das aus Tausenden von Glukoseeinheiten besteht. Freie Glukose selbst kommt allenfalls in Honig und anderen tierischen Lebensmitteln vor, doch auch dort nur in geringen Mengen. Es gibt natürlich auch noch weitere Kohlenhydrate, die sich zum Beispiel aus zwei Molekülen Glukose zusammensetzen, sodass der Zweifachzucker Maltose entsteht. Oder ein Molekül Glukose und ein Molekül Fruktose, die zusammen Saccharose (»Haushaltszucker«) bilden. Ein bekannter Zweifachzucker ist auch noch die als Milchzucker bekannte Laktose; sie besteht aus einem Molekül Glukose und einem Molekül Galaktose. Neben derartigen Zweifachzuckern gibt es auch noch Kohlenhydrate, die aus drei oder mehr unterschiedlichen Einfachzuckern bestehen, doch diese kommen deutlich seltener vor, wenngleich sie für manche Menschen bedeutsam sind, weil sie Verdauungsbeschwerden (Stichwort: FODMAP) hervorrufen können. Die Fruktose aus Obst kann in unserem Darm direkt über spezialisierte Transporter aufgenommen werden. Auch für Glukose gibt es spezielle Transporter, weshalb sämtliche Kohlenhydrate erst mal in einzelne Glukosemoleküle zerlegt werden. Andere Einfachzucker nutzen ebenfalls den Glukosetransporter oder gelangen auf anderem Wege vom Darminneren in die Blutbahn. Sämtliche Kohlenhydrate werden schon in unserem Mund und anschließend im Darm durch Verdauungsenzyme in ihre Einzelbestandteile zerlegt, bevor sie aufgenommen werden können.

Sobald die Zuckermoleküle vom Darm in die Blutbahn gelangt sind, fließen sie im Blutstrom direkt zur Leber. Einen anderen Weg gibt es nicht, denn die Leber ist auch das zentrale Entgiftungsorgan des Körpers, weshalb sie als eine Art Türsteher sämtliche Neuankömmlinge kontrolliert. Mit Blick auf die verschiedenen Formen von Zucker ist dies auch gut so, denn Fruktose und Galaktose können durch die Körperzellen nicht verwertet werden und müssen zunächst in Glukose umgewandelt werden, was in der Leber passiert. Außerdem kann ein Zuviel an Glukose in der Leber auch zwischengespeichert werden, und zwar ähnlich wie die Stärke in Pflanzen, indem Tausende Glukosemoleküle verbunden werden, nur dass die chemische Verkettung im menschlichen und tierischen Körper etwas anders ist und somit keine Stärke, sondern sogenanntes Glykogen entsteht. Neben der Leber können auch unsere Muskelzellen auf diese Weise Glukose einlagern. Diese Kohlenhydratspeicher dienen dazu, zwischen den Mahlzeiten den Blutzuckerspiegel konstant zu halten, sodass sämtliche Körperzellen weiter mit ausreichend Energie versorgt sind.

Und im Fall von körperlicher Aktivität wird das Glykogen in den Muskeln direkt für die Energiebereitstellung verwendet.

Zwischen den Mahlzeiten erfolgt der Abbau von Leberglykogen durch das Hormon Glukagon, das in der Bauchspeicheldrüse gebildet wird. Dort messen spezialisierte Glukosetransporter permanent den Blutzuckerspiegel, und sobald dieser zu sehr abfällt, veranlassen sie die sogenannten Alpha-Zellen, Glukagon freizusetzen, das auf dem Blutweg zur Leber gelangt und dort den Abbau des Glykogens startet. Umgekehrt, wenn wir nach einer Mahlzeit oder einem Snack einen steigenden Blutzuckerspiegel haben, dann wird dies ebenfalls in der Bauchspeicheldrüse registriert. Daraufhin wird aus den sogenannten Beta-Zellen das Hormon Insulin ausgeschüttet. Insulin bewirkt im Gegensatz zu Glukagon die Aufnahme von Glukose aus dem Blut in die Körperzellen, den Aufbau von Glykogen in der Leber und die Bildung von Fett in den Fettzellen.

Ist nun zu viel Zucker im Blut und die Körperzellen sind gesättigt, dann bewirkt Insulin, dass die Fettzellen den überschüssigen Zucker aus dem Blut aufnehmen und in Fett (als längerfristige Energiereserve) umwandeln. Doch bei einem dauerhaft erhöhten Blutzuckerspiegel aufgrund zu hohen Konsums von Kohlenhydraten und Zucker aus Fertigprodukten ist auch der Insulinspiegel im Blut dauerhaft erhöht. Das Resultat ist, dass vor allem die Körperzellen nicht mehr auf Insulin reagieren, da sie mehr als ausreichend mit Zucker versorgt sind, und der Zucker somit länger im Blut verbleibt. Dort verursacht die hohe Zuckerkonzentration Schäden an den kleinen Blutgefäßen der Extremitäten, der Nieren, der Augen und des Herzens.

Die Therapie besteht deshalb in der Regel in einer Ernährungsumstellung, Insulinspritzen und Gewichtsreduktion. Insbesondere Übergewicht steigert das Risiko für Diabetes mellitus Typ 2 bereits deutlich, da auch das Fettgewebe hormonell aktiv ist und die Resistenz der Körperzellen gegen Insulin fördern kann. So entsteht ein Teufelskreis, der sich nur schwer durchbrechen lässt.

Mit Kenntnis des Zuckerstoffwechsels in seinen Grundzügen können wir nun die Bewertung einer möglichen Schutzwirkung pflanzenbasierter Ernährung vor Diabetes mellitus Typ 2 vornehmen. Doch die Lage stellt sich mal wieder vielstimmig dar: Eine Vereinigung namens Physicians Committee for Responsible Medicine (PCRM) gibt sich auf ihrer Website[17] sicher: »Eine pflanzliche Ernährung ist ein wirksames Instrument zur Vorbeugung, Behandlung und sogar Heilung von Typ-2-Diabetes. Dies ist nicht nur das köstlichste ›Rezept‹, das Sie sich vorstellen können, sondern es ist auch einfach zu befolgen.« So wird Dr. Neal Barnard zitiert, einer der Protagonisten der Vereinigung. Der Haken bei der Sache ist allerdings, dass die PCRM keine neutrale Organisation ist, wie es der Name suggeriert, sondern nach eigenen Angaben dem Tierschutz und den Tierrechten als Ziel verschrieben ist und versucht, diese Ziele auch durch medizinische Expertise zu untermauern. Das steht jeder Interessensvereinigung frei, aber der Reihe nach.

Eine der ersten größeren Studien, die den Zusammenhang zwischen pflanzlicher Ernährung und Diabetes Typ 2 untersucht hatten, war die Adventist Health Study 2[18], die wir bereits aus den vorigen Kapiteln kennen. Es wurden wie gewohnt eine vegane Studiengruppe beobachtet, eine ovo-lakto-vegetarische Gruppe, eine pesco-vegetarische Gruppe (essen kein Fleisch, aber Fisch), eine mit moderatem Fleischverzehr sowie eine weitere Gruppe, die keinerlei Besonderheiten aufwies. Innerhalb eines Beobachtungszeitraums von zwei Jahren war das Risiko der veganen Gruppe, an Diabetes mellitus Typ 2 zu erkranken, im Vergleich zu den Allesessern tatsächlich um

62 Prozent reduziert. Die beiden vegetarischen Gruppen reduzierten das Risiko immer noch um 39 Prozent beziehungsweise gut 20 Prozent bei den Pesco-Vegetariern, wobei Letzteres schon nicht mehr statistisch signifikant war. So weit passend für die Theorie, dass pflanzenbasierte Ernährung offenbar das Risiko für Diabetes mellitus Typ 2 senken kann. Doch die gemäßigten Fleischesser wiesen mit einer Risikoreduktion von 51 Prozent einen vergleichbaren Effekt auf wie die vegane Gruppe und schnitten sogar besser ab als die vegetarischen Gruppen. Auch wenn bei diesen Ergebnissen bereits das Körpergewicht berücksichtigt wurde, so bleibt dennoch zu bemerken, dass der Body-Mass-Index (BMI) als Kenngröße für das Körpergewicht bei der veganen Gruppe mit 23 am geringsten war und bis zu den Allesessern auf 28 anstieg. Das gute Abschneiden der veganen Gruppe kann damit zum Teil erklärt werden. Aber eben nur zum Teil, denn die fast ebenso guten gemäßigten Fleischesser wiesen einen BMI von fast 27 auf und reichten somit nah an die Allesesser heran. Trotzdem war ihr Risiko für Diabetes mellitus Typ 2 deutlich verringert. Die Lage, so muss man es sagen, ist also mal wieder alles andere als eindeutig, wenn vegane Ernährung und maßvoller Fleischkonsum ähnliche Effekte erzielen können, die den Einfluss vegetarischer Ernährung übersteigen.

Der Grad pflanzenbasierter Ernährung scheint also weniger wichtig zu sein als andere Faktoren. Und genau diese Art von Unstimmigkeiten zeigt die begrenzte Beweiskraft von Beobachtungsstudien für den Einfluss der Ernährung auf die Gesundheit. Dennoch werden solche Studien von einschlägigen Quellen oftmals als Kronzeugen angeführt.

Eine sehr aktuelle Auswertung[19] mit 113 000 Personen aus Großbritannien konnte im Jahr 2023 aber doch wesentlich zur Aufklärung beitragen, was den Einfluss pflanzenbasierter Ernährung auf das Risiko für Diabetes mellitus Typ 2 betrifft.

Die Studie beobachtete über zwölf Jahre, wie gesund die pflanzenbasierte Ernährung der Teilnehmer zusammengesetzt war und ob ein Zusammenhang mit der Entstehung eines Diabetes mellitus Typ 2 erkennbar war. Untersucht wurden zusätzlich auch einige Laborwerte, z.B. der Langzeitwert HbA1C, der umso höher ist, je häufiger und länger der Blutzuckerspiegel erhöht ist. Das obere Viertel der Teilnehmer mit der gesündesten Zusammensetzung einer pflanzenbasierten Ernährung hatte tatsächlich ein um 24 Prozent reduziertes Diabetesrisiko verglichen mit dem untersten Viertel mit der ungesündesten Zusammensetzung. Das zeigte sich auch bei dem erwähnten HbA1C-Wert, der im oberen Viertel ebenfalls niedriger ausfiel. Generell war das Risiko, einen Diabetes mellitus Typ 2 zu entwickeln, in der Gruppe mit der ungesündesten Zusammensetzung einer pflanzenbasierten Ernährung sogar um 37 Prozent erhöht. Das gute Abschneiden der gesund zusammengesetzten pflanzenbasierten Ernährung machten die Wissenschaftler auch an einem generell geringeren Körpergewicht sowie Körperfettgehalt fest. So lieferte diese Studie ein weiteres Indiz dafür, dass nicht der Grad pflanzenbasierter Ernährung an sich das Diabetesrisiko absenkt, sondern die Zusammenstellung der Ernährung und das Körpergewicht.

Eine der letzten Übersichtsarbeiten[20], die fünfzehn weitere Studien zusammengefasst hat, kommt zu einer ähnlichen Schlussfolgerung, aber mit einer wichtigen Einschränkung: »Dieser Ansatz [einer veganen Ernährung] scheint mit anderen empfohlenen Modellen einer gesunden Ernährung vergleichbar zu sein, da er jedoch möglicherweise nachteilige Auswirkungen im Zusammenhang mit dem langfristigen Ausschluss einiger Nährstoffe haben kann, wird eine angemessene Ernährungsplanung und -überwachung empfohlen, insbesondere bei bestimmten Gruppen von Diabetikern wie gebrechlichen Patienten, älteren Menschen, Jugendlichen sowie schwangeren oder stillenden Frauen.« Also auch hier der Befund, dass eine vegane Ernährung durchaus das Risiko für einen Diabetes mellitus Typ 2 senken kann, und zwar vergleichbar mit anderen gesundheitsförderlichen Ernährungsweisen, aber aufgrund des Ausschlusses tierischer Lebensmittel nur eingeschränkt für diesen Zweck empfohlen werden kann. Es wird also eine doppelte Risikoabwägung angestellt, denn wenn aus eigener ethischer Überzeugung nicht unbedingt die Notwendigkeit für eine vegane Ernährung besteht, dann ist eine andere Form gesundheitsförderlicher Ernährung genauso gut geeignet, das Risiko für Diabetes mellitus Typ 2 zu senken, ohne dass das Risiko für eine Mangelernährung steigt.

Kommen wir also noch einmal zurück zu Dr. Neal Barnard. Schon eine eigene kleine Studie[21], die er zum Effekt einer veganen Ernährung auf das Diabetes-mellitus-Typ-2-Risiko durchgeführt hat, kam zu dem Ergebnis, dass diese zwar etwas bessere Resultate lieferte, dass aber die klinische Ernährungsumstellung nach den Empfehlungen der American Diabetes Association ebenfalls zu spürbaren Verbesserungen führte. Letztlich zeigen Barnards eigene Ergebnisse also das, was auch alle anderen größeren Studien bestätigten. Und so stellt sich die Frage, warum sich Dr. Barnard und der PCRM dann auf eine vegane Ernährungsweise festlegen. Offenbar geht es hier wie so oft nicht um die Wissenschaft, sondern um eine Überzeugung, was nicht die beste Ausgangslage für ernährungsmedizinische Empfehlungen ist.

Zusammenfassend lässt sich also sagen, dass pflanzenbasierte Ernährung durchaus das Risiko für einen Diabetes mellitus Typ 2 senken kann, *wenn* sie günstig zusammengesetzt ist. Sie kann es jedoch auch steigern, wenn sie ungünstig zusammengesetzt ist. Also bringt sie genau die gleichen Chancen und Risiken mit sich wie jede andere Ernährungsweise.

Mythos 14

PFLANZENBASIERTE ERNÄHRUNG SCHÜTZT BESSER VOR ÜBERGEWICHT

In den vorigen Kapiteln wurde eines klar: Unser Körpergewicht hat einen immensen Einfluss auf unsere Gesundheit. Krebs- und Herz-Kreislauf-Erkrankungen oder Diabetes mellitus Typ 2 treten häufig parallel zu Übergewicht auf. Auch Erkrankungen des Bewegungs- und Knochenapparates entstehen häufiger, wenn der Körper zu viel wiegt und die Belastung zu groß ist. Starkes Übergewicht beeinflusst zudem den Hormonhaushalt ungünstig.

Doch auch ein zu geringes Körpergewicht bringt hohe Gesundheitsrisiken mit sich. Das erscheint unmittelbar nachvollziehbar, denn häufig ist Untergewicht die Folge von Unterernährung, wie man sie sich in Entwicklungsländern vorstellt. Doch auch in weiter entwickelten Ländern tritt Untergewicht auf. Die Ursache ist dann nicht die klassische Unterernährung durch einen Mangel an Kalorien und Protein, sondern unterschiedliche Formen von Fehlernährung. So kann aufgrund bestimmter Beschränkungen bei manchen Ernährungsweisen ebenfalls die Kalorien- und Proteinaufnahme zu niedrig sein, weil insgesamt zu wenig gegessen wird oder Lebensmittel mit geringer Energiedichte verzehrt werden. Hinzu kann dann auch noch ein gesteigertes Risiko für einen Mangel an Mikronährstoffen kommen, also Vitaminen und Mineralstoffen, wenn die »erlaubten« Lebensmittel im Rahmen der jeweiligen Ernährungsweise in zu geringen Mengen konsumiert werden oder sie die nötigen Nährstoffe schlichtweg nicht in den Mengen enthalten, die unser Körper benötigt.

Bei einer pflanzenbasierten Ernährung existiert je nach dem

Grad der Einschränkung des Konsums von tierischen Lebensmitteln genau dieses Risiko. Bei einer veganen Ernährung ist das Risiko für einen Kalorien- und Proteinmangel dementsprechend am höchsten, gefolgt von einer vegetarischen Ernährung. Für Ernährungsweisen, die sämtliche tierischen Lebensmittel zulassen, besteht dieses Risiko hingegen kaum.

Dafür ist aber das Gegenteil der Fall: Je größer die Auswahlmöglichkeiten an Lebensmitteln, desto größer ist auch automatisch die Verfügbarkeit. Das Resultat ist seit Langem bekannt, denn die Anzahl der Menschen, die von Übergewicht oder schwerem Übergewicht betroffen sind, steigt in den weiter entwickelten Ländern seit Jahrzehnten stetig an und nimmt auch in den sich entwickelnden Ländern Fahrt auf. Eine Beschränkung der Lebensmittelauswahl kann daher den positiven Nebeneffekt haben, die immense Auswahl und ständige Verfügbarkeit von Lebensmitteln wieder einzuschränken, und so dabei helfen, einen Überkonsum mehr oder weniger bewusst zu vermeiden. Die Frage ist jedoch, ob pflanzenbasierte Ernährung effektiver ist, um Übergewicht vorzubeugen oder auch zu reduzieren, als andere Ernährungsformen. Und falls ja, ob das Prinzip »je mehr pflanzenbasiert, desto besser« gilt.

Eine Übersichtsarbeit[22] aus dem Jahr 2020 hat dazu insgesamt 22 Studien ausgewertet, die unterschiedliche Varianten pflanzenbasierter Ernährung und deren Auswirkungen auf das Körpergewicht untersucht hatten. Die gute Nachricht ist, dass von den 22 Studien 17 Studien tatsächlich einen Effekt der pflanzenbasierten Ernährung auf eine Reduzierung des Körpergewichts bzw. des BMI gefunden hatten. In acht Studien konnte die pflanzenbasierte Ernährung sogar alleinig das Körpergewicht beeinflussen, während die Ernährungsweise in der Kontrollgruppe zu keiner Veränderung führte. In den anderen neun Studien bewirkte zwar auch die Ernährungsweise der Kontrollgruppe eine Gewichtsreduktion, allerdings war der

Effekt der pflanzenbasierten Ernährung größer. Allerdings geben die Autoren der Studie Folgendes zu bedenken: »Die Gewichtsreduktion kann durch eine erhöhte Aufnahme von Ballaststoffen, mehrfach ungesättigten Fetten und pflanzlichen Proteinen erklärt werden, einschließlich einer verringerten Aufnahme von Energie, gesättigten Fetten und tierischen Proteinen. Aufgrund der Einschränkungen der Fettaufnahme in vielen Studien und der anschließenden reduzierten Energieaufnahme unterscheiden sich die Auswirkungen der verschiedenen Interventionen je nach untersuchter spezifischer pflanzlicher Ernährung. Daher sind die beobachteten Effekte höchstwahrscheinlich nicht nur auf eine pflanzliche Ernährung zurückzuführen, sondern auch auf die unterschiedliche Nährstoffzusammensetzung und den Energiegehalt der verschiedenen untersuchten pflanzlichen Ernährungsformen.«

Mit anderen Worten: Da in einigen Studien beispielsweise parallel zu einer pflanzenbasierten Ernährung auch noch eine »Low-Fat«-Ernährung Anwendung fand, kann die Gewichtsreduktion nicht allein auf eine pflanzenbasierte Ernährung zurückgeführt werden. Tendenziell kann aber der geringere Gehalt Energie bei gleichzeitig hohem Ballaststoffgehalt zu einem hohen Sättigungsgrad und geringerer Energieaufnahme führen, was eine Gewichtsreduktion oder das Gewichthalten begünstigt.

In den vorigen Kapiteln haben wir auch am Beispiel der Adventist Health Study 2 gesehen, dass die vegane Studiengruppe den geringsten BMI hatte. Gefolgt von den (Fisch-)Vegetariern, den gemäßigten Fleischessern und schließlich den Allesessern. Prinzipiell kann der veganen Ernährung daher wohl schlicht aufgrund einer verminderten Energiezufuhr ein positiver Nutzen für eine Gewichtsreduktion zugesprochen werden, in etwas schwächerer Ausprägung auch der vegetarischen Ernährung. Auch größere Beobachtungsstudien wie die schon an anderer Stelle erwähnte EPIC-Studie[23] fand bei Vegetariern einen BMI, der ein bis zwei Punkte unterhalb dem von Fleischessern lag.

Was lässt sich nun aus all dem in Bezug auf pflanzenbasierte Ernährung und Übergewicht ableiten? Pflanzenbasierte Ernährung kann unter bestimmten Voraussetzungen eine geringere Energiedichte bedeuten. In diesem Fall ist auch eine Gewichtsabnahme einfacher möglich. Dieser Effekt ist bei einer rein pflanzlichen Ernährung am stärksten, während er bei einer vegetarischen Ernährung schon abgeschwächt ist. Hinzu kommt, dass rein pflanzliche Ernährung laut der wissenschaftlichen Einschätzung aus der genannten EPIC-Studie ein höheres Risiko für die Entwicklung von Untergewicht und Mangel an bestimmten Nährstoffen bedeutet. Gerade für sensible Zielgruppen wie Schwangere, Stillende, ältere Menschen und Kinder kann sich das gesundheitlich nachteilig auswirken. Generell lässt sich eine Gewichtsreduktion auch mit einer unterkalorischen Ernährung erreichen, die weder vegan noch vegetarisch sein muss und kein Risiko für einen Mangel an Nährstoffen mitbringt. Eine solche Ernährungsform wäre daher die erste Wahl, um Übergewicht vorzubeugen oder abzubauen.

Pflanzenbasierte Ernährung an sich schützt jedenfalls nicht automatisch vor Übergewicht, denn auch unsere Ernährung in Deutschland ist beispielsweise schon heute pflanzenbasiert (siehe erstes Kapitel im ersten Buchteil), und die Häufigkeit von Übergewicht nimmt seit Jahrzehnten weiter zu. Der Grund liegt wesentlich an einer zu hohen Aufnahme von Kalorien, die meist aus pflanzlichen Kohlenhydraten wie Getreideprodukten oder Zucker in verarbeiteten Lebensmitteln stammen. Unabhängig vom Grad pflanzenbasierter Ernährung ist also nur bei einer kalorisch ausgewogenen Ernährung ein effektiver Schutz vor Übergewicht möglich. In dieser Hinsicht unterscheiden sich die verschiedenen Ernährungsformen nicht.

Mythos 15

PFLANZENBASIERTE ERNÄHRUNG MACHT AUCH STARKE KNOCHEN

Kommen wir zu einem weiteren wichtigen Aspekt der Gesundheit, der eng im Zusammenhang mit dem letzten Kapitel zum Einfluss von pflanzenbasierter Ernährung auf das Körpergewicht steht. Es geht dabei um unsere Knochen, und die haben ein reges Eigenleben, das es zu beachten gilt.

Unsere Knochen machen zwischen zehn und 15 Prozent des Körpergewichts aus. Bei Männern liegt der relative Anteil am Körpergewicht aufgrund des geringeren Körperfettanteils meist etwas höher, bei Frauen wegen des höheren Körperfettanteils entsprechend etwas niedriger. Die 206 Knochen eines erwachsenen Menschen bestehen grob gesagt aus Bindegewebe, Mineralien und spezialisierten Knochenzellen. Sie sind also keineswegs eine leblose Masse, wie man es von außen betrachtet vermuten könnte.

Die Knochenzellen sind im Wesentlichen in zwei unterschiedliche Typen zu unterteilen: Es gibt die Osteoblasten, die Knochenmasse aufbauen, und die Osteoklasten, die Knochenmasse abbauen. Die Aktivität beider Zelltypen ist wiederum abhängig von einer Reihe äußerer Reize – dazu gleich mehr. In unseren Knochen ist außerdem der Mineralstoff Kalzium gespeichert, der dort in Form des Mineralsalzes Hydroxylapatit vorkommt. Dieses ist wichtig für die Knochenhärte im Sinne der Stabilität. Doch neben der Stabilität ist auch eine gewisse Elastizität notwendig, denn sonst würde der Knochen ausgerechnet aufgrund seiner Härte bei großen Scherkräften zu schnell brechen. Diese Elastizität entsteht durch Bindegewebe eines bestimmten Kollagentyps.

Neben diesen Besonderheiten im Bau*material* spielt auch noch die Bau*struktur* der Knochen eine wichtige Rolle. Die großen und tragenden Knochen zeigen in der Innenansicht eine Lamellenstruktur, sie enthalten also substanzfreie Segmente, wodurch der Knochen leichter wird und nochmals an Elastizität gewinnt.

Doch wie bekommt man nun wirklich starke Knochen?

Unsere Knochen stehen in einem stetigen Austausch mit dem Rest des Körpers, denn sie sind unser Kalziumspeicher, und Kalzium ist an einer Vielzahl von Körperfunktionen beteiligt, weil es als aktivierender Signalstoff in unseren Zellen Verwendung findet. Ohne Kalzium lösen sich also nicht nur unsere Knochen auf, sondern die Biochemie unseres Körpers kann ohne Kalzium generell nicht funktionieren. Da wir Kalzium nicht selbst herstellen können, müssen wir es über die Nahrung aufnehmen. Die Aufnahme geschieht in unserem Dünndarm, und zwar sowohl passiv als auch aktiv. Ein Teil strömt mit dem aufgenommenen Wasser zwischen den Darmzellen hindurch, ein Teil wird durch einen spezialisierten Transporter in die Darmzellen geschleust und anschließend wieder ins Blut entlassen. Diese aktive Aufnahme kann durch Vitamin D gesteuert werden und ist damit effektiver, wenn auch genügend Vitamin D vorhanden ist. Im Blut liegt Kalzium dann etwa zur Hälfte frei vor und zur anderen Hälfte an das Bluteiweiß Albumin gebunden. Mit dem Blutstrom gelangt es zu den Körperzellen und zu den Knochen.

Nun kommen die Osteoblasten ins Spiel, und auch unsere Schilddrüse spielt eine wichtige Rolle. Dort wird das Hormon Calcitonin gebildet, das zusammen mit Vitamin D die Osteoblasten (unter Aufnahme von Kalzium aus dem Blut) zur Bildung von Knochensubstanz anregt.

Dieser Prozess findet allerdings auch umgekehrt statt, um Kalzium aus den Knochen freizusetzen. In diesem Fall ist statt Vitamin D das sogenannte Parathormon wirksam, das in den Nebenschilddrüsen gebildet wird. Es wird ausgeschüttet, wenn der Kalziumspiegel im Blut zu niedrig ist, und stimuliert die Osteoklasten. Sie bauen Knochensubstanz ab und setzen somit Kalzium frei.

Dieses Wechselspiel funktioniert sehr gut, solange wir ausreichend Kalzium über die Nahrung aufnehmen. Doch selbst im günstigsten Fall kommt noch ein sehr wichtiger weiterer Faktor für die Knochengesundheit hinzu: das Älterwerden, vom Anfang bis zum Ende.

Unsere Knochen wachsen seit dem ersten Tag nach der Geburt und auch schon davor. Ein Neugeborenes verfügt zahlenmäßig sogar noch über mehr Knochen als ein Erwachsener, weil manche einzelnen Knochen erst im Laufe der körperlichen Entwicklung zusammenwachsen. Zu Anfang, spätestens am Ende der Zwanziger-Lebensjahre, erreichen unsere Knochen die maximal mögliche Masse und Knochendichte – die sogenannte »Peak-Bone-Mass.« Und dieser Zeitpunkt ist entscheidend, denn die Peak-Bone-Mass ist neben anderen Faktoren wie Bewegung und ausreichender Belastung der Knochen auch stark von der Ernährung abhängig. Die maximale Knochenmasse und -dichte ist daher bei jedem Menschen unterschiedlich, und je höher sie ist, desto länger halten unsere Knochen nach dem Ende unserer Zwanziger-Lebensjahre. Denn aufgrund hormoneller Einflüsse, unseres Lebensstils und des natürlichen Alterungsprozesses sinkt die Tätigkeit der Osteoblasten, was dazu führt, dass unsere Knochen mit zunehmendem Alter an Stabilität und Elastizität verlieren. Die Folge: Das Risiko für Knochenbrüche steigt an, und die Heilung eventueller Knochenbrüche kann langwierig bis unvollständig sein.

Eine starke Entmineralisierung der Knochen mit erkennbaren Rissen im Knochenbild wird als Osteoporose bezeichnet und kommt in der deutschen Bevölkerung über fünfzig Jahren bei Frauen deutlich häufiger vor: 25 Prozent der Frauen sind davon betroffen, jedoch nur rund sechs Prozent der Männer[24]. Ein Östrogenmangel nach der Menopause gilt bei Frauen als besonderer Risikofaktor. Die Vorstufe zur Osteoporose wird als Osteopenie bezeichnet. Auch in diesem Stadium ist die Knochendichte bereits messbar vermindert.

Welchen Einfluss hat nun aber die Ernährung und insbesondere eine pflanzenbasierte Ernährung auf diese Entwicklungen?

Die zuletzt längste Beobachtungsstudie[25] stammt aus den USA. Die Daten von über 16 000 Erwachsenen im Zeitraum von 2005 bis 2018 wurden dazu ausgewertet und die Knochendichte mittels eines speziellen Röntgenverfahrens gemessen. Da die Definition einer pflanzenbasierten Ernährung, wie zu Anfang des ersten Buchteils beschrieben, von rund 60 Prozent pflanzlicher Lebensmittel bis zu einer veganen Ernährung reicht und nicht jede pflanzenbasierte Ernährung auch automatisch gesund ist, wurde die Ernährung der Studienteilnehmer in eine gesundheitsförderliche pflanzenbasierte, eine wenig gesundheitsförderliche pflanzenbasierte Ernährung und eine durchschnittlich pflanzenbasierte Ernährung unterteilt. Ausgerechnet eine gesundheitsförderliche pflanzenbasierte Ernährung erhöhte das Risiko für eine Osteopenie um 50 Prozent, die durchschnittliche pflanzenbasierte Ernährung immerhin noch um 22 Prozent. Bei der weniger gesundheitsförderlichen pflanzenbasierten Ernährung war das Risiko für eine Osteoporose um 48 Prozent erhöht. Andere Faktoren wie hormonelle Umstellung, Alter oder Bewegung wurden dabei schon berücksichtigt. Die Wissenschaftler der Studie sahen damit die Ergebnislage aus anderen Studien zu dieser Thematik bestätigt.

Eine Studie[26] aus Deutschland kam bei rein pflanzlicher,

also veganer Ernährung zu einem ähnlichen Resultat. Außerdem waren neben der Knochendichte auch die für die Knochendichte relevanten Biomarker Vitamin A, Vitamin B_2, Lysin, Zink, Selenoprotein P, Omega-3-Fettsäuren, Jod im Urin und der Kalziumspiegel verringert.

Die EPIC-Studie[27], die wir bereits aus den Kapiteln über Herz-Kreislauf- und Krebserkrankungen kennen, lieferte auch zum Thema Knochengesundheit anhand der Häufigkeit von Knochenbrüchen aufschlussreiche Erkenntnisse. Für Fisch-Vegetarier war das Risiko eines Hüftbruchs genauso wie für die Vegetarier um 26 Prozent erhöht. Für Veganer war es sogar um 131 Prozent erhöht. Für andere Knochenbrüche war das Risiko bei den Veganern zwischen 43 und 105 Prozent erhöht. Häufig wird von Vertretern insbesondere veganer Ernährung angemerkt, dass nicht die Ernährung, sondern das durchschnittlich geringere Körpergewicht durch vegane Ernährung zu einer geringeren Belastung des Knochenapparates führt, was wiederum eine geringere Knochendichte und damit ein gesteigertes Knochenbruchrisiko nach sich zieht. Doch auch dann, wenn der Einfluss des Körpergewichts statistisch herausgerechnet wurde, blieb ein signifikant erhöhtes und nur leicht abgeschwächtes Risiko für Knochenbrüche bei veganer Ernährung bestehen.

Einschlägige Informationen zu pflanzenbasierter Ernährung[28] bekunden zwar immer wieder, dass eine ausreichende Versorgung des Körpers mit Kalzium sogar bei einer veganen Ernährung problemlos gelingen kann, doch es gibt dabei eine Reihe von Faktoren zu beachten, was allein die Aufnahme von Kalzium in den Körper betrifft (dazu mehr im Kapitel über Milchersatzprodukte in diesem Buchteil). Generell ist die Bildung von Knochenmasse auch nicht allein von einer ausreichenden Kalziumversorgung abhängig, sondern von der ausreichenden Bildung von Vitamin D im Körper oder der

Zufuhr durch Nahrungsergänzungsmittel sowie der Belastung des Knochenapparates durch Alltagsbewegung und Sport.

Zusammenfassend ist unter diesen Aspekten und der Bildung von möglichst viel Knochenmasse und -dichte (Peak-Bone-Mass) insbesondere die Wachstumsphase von Kindern, Jugendlichen und jungen Erwachsenen bedeutend für die lebenslange Knochengesundheit. Und es ist möglich, dass durch eine stark pflanzenbasierte Ernährung oder rein pflanzliche Ernährung bereits in jungen Jahren der Grundstein für eine Osteoporose im Alter gelegt wird. Ein besonderes Augenmerk auf die Versorgung mit Kalzium sowie Vitamin D und ausreichend körperliche Aktivität ist daher in jeder dieser Lebensphasen besonders wichtig, wenn eine stark pflanzenbasierte Ernährung verfolgt wird.

Mythos 16

PFLANZLICHE LEBENSMITTEL HELFEN GEGEN ÜBERSÄUERUNG

»Zu viel Säure im Körper führt zu …« Dieser Satz kann mit nahezu jedem Leiden der modernen Zivilisation ergänzt werden, von allgemeinem Unwohlsein über Entzündungen (vor allem die »stillen« Entzündungen), depressive Verstimmungen, Übergewicht bis hin zur Osteoporose. Die Theorie dahinter lautet: Das empfindliche Säure-Base-Milieu kommt durch eine falsche Ernährung aus dem Gleichgewicht, was dazu führt, dass die Feinsteuerung unserer Zellen und damit des gesamten Körpers aus dem Takt gerät. Und damit sind allen möglichen Erkrankungen Tür und Tor geöffnet.

Helfen kann dann nur noch, mit einer basischen Ernährung gegenzusteuern. Dafür gibt es glücklicherweise genügend Anbieter von Basenpulvern, die man schnell mit einem Glas Wasser einnehmen kann, und schon ist das Problem gelöst. Und es gibt auch genügend Ernährungsratgeber, mit denen man dauerhaft eine basische, säurearme Ernährungsweise umsetzen kann. Die Pülverchen kann man natürlich weiter einnehmen, schadet sicher nicht, und man weiß ja nie. Was tut man nicht alles für die Gesundheit – und da es darf auch gern etwas kosten.

Nun, das stimmt. Doch leider ist eine basische Ernährung nur im Fall einer Nierenfunktionsstörung und sehr selten auftretender Stoffwechselstörungen angebracht. Genau für diese Therapiefälle wurde sie entwickelt. Gesunden Menschen schadet sie nicht, sie liefert aber auch keinen Zusatznutzen.

Doch der Reihe nach, worum geht es hier überhaupt?

Die Chemie unterscheidet zwischen Säuren und Basen. Letztlich geht es bei Säuren um Substanzen, die aufgrund ihrer molekularen Natur ein Wasserstoffion (ein positiv geladenes Wasserstoffatom) abgeben können. Bei Basen spricht man von Substanzen, die eben dieses Wasserstoffion aufnehmen können und daraus ein Molekül Wasser bilden. Wenn Säuren und Basen zu gleichen Anteilen vorhanden sind, sodass sämtliche abgegebenen Wasserstoffionen auch wieder aufgenommen werden, dann existiert ein Säure-Base-Gleichgewicht. Wenn aber die Anzahl von sauren Molekülen größer ist als die der basischen Moleküle und daher nicht sämtliche abgegebenen Wasserstoffionen aufgenommen werden können, sondern frei in einer wässrigen Lösung umherschwimmen, dann wird diese Lösung sauer. Werden hingegen sämtliche Wasserstoffionen aufgenommen und ist die Anzahl ungesättigter basischer Moleküle größer als die der sauren Moleküle, dann wird die Lösung basisch. In unserem Körper herrscht in etwa ein Gleichgewicht aus Säuren und Basen, bei dem sämtliche Stoffwechselvorgänge optimal funktionieren. Dieses Gleichgewicht liegt nahe am neutralen Bereich, ist also weder übermäßig sauer noch basisch. Und es ist korrekt, dass dieser Bereich sehr stabil gehalten werden muss, da ansonsten tatsächlich schwerwiegende gesundheitliche Folgen drohen.

So weit ist die Theorie der basischen Ernährung wissenschaftlich belegt. Die gesundheitlichen Folgen treten allerdings sehr schnell ein, denn bei einer akuten Übersäuerung droht eine Übersättigung des Blutes mit Kohlenstoffdioxid und gleichzeitig eine Unterversorgung mit Sauerstoff. Es drohen Bewusstlosigkeit und im Extremfall dauerhafte Schäden bis hin zu einem tödlichen Ende. Kein Wunder, dass man bei solchen Aussichten unbedingt daran interessiert sein sollte, eine Übersäuerung zu vermeiden.

Die gute Nachricht ist: Wenn dieser Fall bisher nicht eingetreten ist, dann funktionieren Ihre körpereigenen Sicherungssysteme genau so, wie es die Natur vorgesehen hat. Sollte dies nicht der Fall sein, dann erfahren Sie es relativ schnell und sind wahrscheinlich nach kurzer Zeit bereits auf dem Weg in die Notaufnahme.

Da unser Säure-Base-Gleichgewicht so wichtig für das Funktionieren sämtlicher Prozesse in unserem Körper ist, sorgt er zur Sicherheit gleich mit mehreren Puffersystemen dafür, dass dieses Gleichgewicht erhalten bleibt. Diese Puffer bestehen aus Bluteiweißen, einem Phosphatpuffer sowie einem Kohlensäure-Puffer. Sie funktionieren direkt im Blut, und zusätzlich kann durch die Lungenatmung und durch unsere Nieren über den Urin aktiv überschüssige Säure ausgeschieden werden. Und da beginnt der Mythos der basischen Ernährung.

Die Bewertung einer Übersäuerung basiert im Rahmen dieser Theorie nämlich darauf, dass im Urin mehr Säure ausgeschieden wird. Es lässt sich mit einfachen Teststreifen sogar selbst feststellen, ob nach dem Verzehr bestimmter Lebensmittel mehr Säure ausgeschieden wird. So weit, so richtig, doch aus diesem Zusammenhang lassen sich keinerlei negative Folgen für den Körper ableiten, sondern die Ausscheidung geschieht ja genau aus dem Grund, damit einer Übersäuerung vorgebeugt wird. Ein völlig normaler und physiologisch sinnvoller Vorgang wird also zum Indiz für einen möglicherweise bedrohlichen Gesundheitszustand erklärt, obwohl dieser Vorgang genau dazu da ist, eine gesundheitliche Krise zu verhindern.

Welche Lebensmittel verursachen nun eine höhere Säureausscheidung im Urin? Da wären Fleisch, Fisch, Milch und Milchprodukte sowie Eier zu nennen. Also proteinhaltige Lebensmittel, denn manche Aminosäuren der Proteine verhalten sich selbst wie Säuren (wie der Name schon sagt). Doch auch pflanzliche Lebensmittel wie Hülsenfrüchte oder Getreide enthalten Protein und gehören daher ebenfalls zu den Säurebildnern. Obst und Gemüse hingegen enthalten so gut wie kein Protein, aber dafür größere Mengen an Mineralstoffen und sind damit »basisch«.

Eine basische Ernährung sollte daher, so die Vertreter dieser Ernährungsweise[29], nur zu einem Drittel aus säurebildenden Lebensmitteln bestehen. Nun wissen wir bereits aus dem Kapitel über pflanzenbasierte Ernährung aus dem ersten Buchteil, dass etwa ein Drittel der deutschen Standardernährung aus tierischen Lebensmitteln besteht, also Säurebildnern, und mit unserem hohen Weizenkonsum kommen noch mal gut zehn Prozent dazu. Rechnet man noch Hülsenfrüchte und Nüsse hinzu, könnte man also sagen, knapp die Hälfte der deutschen Ernährung besteht aus säurebildenden Lebensmitteln. Und das bereits seit Jahrzehnten, wenn nicht sogar schon seit Jahrhunderten oder Jahrtausenden.

Es genügt jetzt eigentlich bereits, den gesunden Menschenverstand einzuschalten, um festzustellen, dass die Menschheit bislang sehr gut ohne basische Ernährungskonzepte oder Nahrungsergänzungsmittel ausgekommen ist. Die Lebenserwartung hat beachtlich zugenommen, und die Intensivstationen hierzulande sind nicht massenhaft überlaufen, weil Menschen sich proteinreich ernähren.

Selbst die noch wahrscheinlichste Nebenwirkung unserer säurelastigen Ernährung, die Entkalkung der Knochen, hat sich nicht bestätigt. Dabei könnte man sogar noch erwarten, dass durch eine messbare Mehrausscheidung von Kalzium im Urin bei säurelastiger Ernährung auch die Knochendichte abnimmt. Doch zum einen haben eine große Anzahl von Faktoren Einfluss auf die Knochendichte, und zum anderen weisen ausgerechnet Menschen mit einem hohen Anteil pflanzenbasierter und somit basischer Ernährung oftmals eine geringere Knochendichte auf als Allesesser, wie das vorige Kapitel gezeigt hat.

Auch eine Übersichtsarbeit[30], die den Einfluss der Ernährung mit Blick auf die Säurelast und die Knochendichte untersuchte, fand keinen Zusammenhang. Obwohl die Kalziumausscheidung im Urin tatsächlich erhöht war, hatte dies keinerlei Auswirkungen auf die Knochendichte. Das ausgeschiedene Kalzium wurde offenbar mehr als ausreichend durch das Kalzium aus der Nahrung, speziell aus Milch und Milchprodukten, ausgeglichen. Eine weitere Übersichtsarbeit[31] fand ebenfalls keinen Zusammenhang zwischen einer erhöhten Säurelast und verringerter Knochendichte.

Was bleibt also übrig von der Theorie, dass einer Übersäuerung und ihren möglichen Folgen durch pflanzenbasierte Ernährung entgegengewirkt werden kann? Zunächst ist eine pflanzenbasierte Ernährung in Form einer veganen oder vegetarischen Ernährung tatsächlich mit einer geringeren Säurelast verbunden. Für Menschen mit einer Nierenfunktionsstörung kann eine solche Ernährung sinnvoll sein, da die Niere entlastet wird, wenn sie weniger Säure proaktiv ausscheiden muss oder dies nicht mehr vollumfänglich kann.

Ein weiterer Aspekt kommt auch für gesunde Menschen hinzu, und dieser Aspekt kann einige der positiv spürbaren Effekte einer basischen Ernährung erklären. Schaut man sich die Tabellen für die Säurelast einzelner Lebensmittel in diversen Ratgebern für basische Ernährung an, so ist leicht zu erkennen, dass die Lebensmittelauswahl automatisch sehr stark pflanzenbasiert ausfällt. Wie schon im Kapitel über den Einfluss pflanzenbasierter Ernährung auf das Körpergewicht beschrieben, ist bei Einhaltung dieser Vorgaben aufgrund der geringen Energiedichte pflanzlicher Lebensmittel auch eine Gewichtsabnahme wahrscheinlich. Und je höher das Ausgangskörpergewicht, desto mehr Gewichtsabnahme ist statistisch möglich. Mit einer Gewichtsreduktion gehen nun aber eine Reihe von positiven gesundheitlichen Veränderungen einher: Der Blutdruck sinkt, die Insulinsensitivität steigt, Entzündungen schwächen sich ab, Gelenke sowie Halteapparat werden entlastet, und insgesamt tritt ein verändertes Lebensgefühl ein. Diese Veränderungen werden bereits relativ kurzfristig nach mehreren Wochen bis wenigen Monaten spürbar und können die oftmals positiven Erfahrungen mit einer basischen Ernährung erklären. Mit Übersäuerung haben sie allerdings nichts tun.

Insgesamt lässt sich sagen, dass eine Übersäuerung des Körpers auch bei unserer gewohnten Ernährungsweise und gesunden Menschen sehr unwahrscheinlich ist und dass die beschriebenen positiven Effekte basischer Ernährung auch durch andere ausgewogene Ernährungsformen erreicht werden können, die z.B. dabei helfen, Übergewicht zu reduzieren.

Mythos 17

PFLANZENFETTE SIND IMMER DIE BESSEREN FETTE

Wohl einer der wichtigsten Aspekte in der Debatte über das gesundheitliche Für und Wider pflanzenbasierter Ernährung ist die Zusammensetzung der Fette. Wir haben bereits im Kapitel über Herz-Kreislauf-Erkrankungen gesehen, dass eine pflanzenbasierte Ernährung unter Umständen einen schützenden Effekt haben kann. Anhand der entsprechenden Datenlage ist allerdings ebenfalls klar, dass Ernährungsweisen, die sämtliche tierischen Lebensmittel enthalten, nicht automatisch das Risiko für Herz-Kreislauf-Erkrankungen erhöhen. In einer ausgewogenen Zusammensetzung können sie sogar ebenso gut vor Herz-Kreislauf-Erkrankungen schützen wie pflanzenbasierte Ernährungsweisen. Umgekehrt können auch pflanzenbasierte Ernährungsweisen eine weniger gesundheitsförderliche Zusammensetzung der Nahrungsfette aufweisen.

Wie verhält es sich also grundsätzlich mit den Fetten?

Fette sind neben Protein und Kohlenhydraten eine Gruppe der drei Hauptnährstoffe. Die Gruppe der Fette, chemisch korrekt wäre die Bezeichnung Lipide, unterteilt sich in die klassischen Fette, hier insbesondere die Triglyzeride und Fettsäuren, die membranbildenden Lipide und die Isoprenoide, zu denen auch das Cholesterin gehört. Uns interessieren hier vor allem die Triglyzeride, die Fettsäuren und das Cholesterin, auch wenn Letzteres in pflanzlichen Fetten überhaupt nicht vorkommt, sondern generell nur in tierischen Lebensmitteln.

Fettsäuren sind eine Art Grundbaustoff, da sie sowohl gebunden in Triglyzeriden als Fett- und Energiespeicher dienen können, ihr molekulares Gerüst aber auch genutzt werden kann, um aus den Einzelbausteinen wieder neue Substanzen wie zum Beispiel Cholesterin aufzubauen. Dabei entstehen alle Fettsäuren durch eine Verkettung eines Moleküls, das als Acetyl-CoA bezeichnet wird. Es wird während des Abbaus von Glukose in den Körperzellen gebildet und ist daher das Verbindungselement zwischen dem Kohlenhydrat- und Fettstoffwechsel. So ist es auch zu erklären, warum zu viel Zuckerkonsum letztlich im Aufbau von Fettgewebe endet.

Fettsäuren wiederum können bis auf die einzelnen Acetyl-CoA-Bausteine abgebaut werden, und diese können dann wieder in den Stoffwechselweg der Kohlenhydrate eingeschleust werden, sodass sie zur Energiegewinnung dienen können. Außerdem können zwei Moleküle Acetyl-CoA in mehreren Schritten zu einem Molekül Isopren umgewandelt werden. Und Isopren wiederum ist der Ausgangsstoff für die erwähnten Isoprenoide. Zu Cholesterin als Isoprenoid besteht somit eine Querverbindung.

So weit, so sinnvoll, doch es kommt nun auf die einzelnen Fettsäuren an, die entweder frei vorliegen oder in Triglyzeriden gebunden sind. Die Fettsäuren, die in unserer Nahrung vorkommen, haben unterschiedliche Längen. Sie können aus einer geraden oder ungeraden Anzahl von Kohlenstoffatomen bestehen, und die Verbindungen zwischen den Kohlenstoffatomen können »gesättigt« oder »ungesättigt« sein. In Bezug auf diese beiden Arten von gesättigten, einfach oder mehrfach ungesättigten Fettsäuren ist in der Fachwelt eine Debatte entbrannt, welche denn nun gesünder seien. Und damit wurde eine weitere Trennwand zwischen tierischen und pflanzlichen Lebensmitteln hochgezogen, die es so eigentlich gar nicht geben sollte, wie wir gleich sehen werden.

Doch zunächst müssen wir die Ausgangslage betrachten: Grob kann man sagen, dass insbesondere mehrfach ungesättigte Fettsäuren häufiger in pflanzlichen Lebensmitteln vorkommen und gesättigte Fettsäuren häufiger in tierischen Lebensmitteln. Bereits im letzten Jahrhundert hat sich in Studien[32], die heute kaum mehr wissenschaftlichen Standards entsprächen, das Narrativ entwickelt, dass pflanzliche Fette, insbesondere die mehrfach ungesättigten Fettsäuren, das Risiko für Herz-Kreislauf-Erkrankungen senken, während tierische Fette, vor allem die gesättigten Fettsäuren, einen gegenteiligen Effekt haben könnten. Aufgekommen war diese Vermutung, weil die Menschen in Ländern mit einem hohen Konsum pflanzlicher Fette und damit mehrfach ungesättigter Fettsäuren seltener an Herz-Kreislauf-Erkrankungen litten oder daran starben. So einfach ist es aber nicht.

Zum einen existieren auch pflanzliche Fette, die einen hohen bis sehr hohen Anteil gesättigter Fettsäuren aufweisen, z.B. Palmöl oder Kokosfett. Hinzu kommt noch, dass auch sonst nicht jedes pflanzliche Fett die Fettsäurezusammensetzung hat, die angestrebt wird. So enthält von den im Küchenalltag verwendeten pflanzlichen Fetten Leinöl die meisten mehrfach ungesättigten Fettsäuren, doch die konsumierten Mengen halten sich in Grenzen, da es einen starken Eigengeschmack aufweist und zum Braten oder Kochen nicht geeignet ist. Vom Gehalt an mehrfach ungesättigten Fettsäuren her betrachtet folgt Rapsöl, das in Deutschland regional angebaut werden kann und inzwischen auch nicht mehr von dem starken Eigengeschmack geprägt ist, der ehemals viele Leute vom Gebrauch abgehalten hat. Doch auch dieses Öl sollte nicht zu stark erhitzt werden und findet noch nicht dieselbe starke Verwendung wie die beiden hauptsächlich verwendeten Pflanzenfette: Olivenöl und Sonnenblumenöl. Beide Öle enthalten zwar insgesamt einen hohen Anteil an ungesättigten Fettsäuren, aber nur noch geringe Mengen der mehrfach ungesättigten Fettsäuren. In Asien und den USA wird zudem noch eine große Menge Sojaöl verwendet, das ernährungsphysiologisch eher auf der Stufe von Sonnenblumenöl rangiert.

Dagegen weisen Fette aus Kaltwasserfischen einen sehr hohen Anteil der besonders wertvollen mehrfach ungesättigten Omega-3-Fettsäuren auf, genauso wie Wildfleisch sowie Fleisch und Milch von Weidetieren, wenn auch bereits in deutlich geringerem Maße. Normales Milchfett und damit auch Butter enthalten vor allem kurze und mittelkettige Fettsäuren, die gesättigt oder einfach ungesättigt sind. Konventionelles Fleisch enthält vor allem mittel- bis langkettige Fettsäuren, die ebenfalls gesättigt oder einfach ungesättigt sind.

Wir sehen also, dass rein lebensmittelchemisch keine einfache Trennung zwischen pflanzlichen und tierischen Lebensmitteln möglich ist. Vielmehr kommt es auf die Auswahl der einzelnen Lebensmittel an.

Nun, warum sollte uns all das kümmern? Die Empfehlungen[33] für eine gesundheitsförderlichere Ernährungsweise geben eine Gesamtzufuhr von Fett in Höhe von 30 bis 35 Prozent der gesamten Energiezufuhr an. Frauen liegen in Deutschland bei 34 Prozent, Männer bei 36 Prozent. Im Durchschnitt liegen wir also an der oberen Grenze der Empfehlung. Bei den gesättigten Fettsäuren sollte der Anteil bei sieben bis zehn Prozent der Gesamtenergiezufuhr liegen, hier liegen wir in Deutschland mit 16 (Männer) bzw. 15 Prozent (Frauen) deutlich darüber. Die Zufuhr der mehrfach ungesättigten Fettsäuren sollte dagegen bei zehn Prozent der Gesamtenergiezufuhr liegen – der Ist-Zustand liegt bei gerade fünf Prozent (beide Geschlechter).

Die Begründung für die genannte Empfehlung liegt, wie schon eingangs angedeutet, darin, dass mit einer optimalen Zufuhr von gesättigten und mehrfach ungesättigten Fettsäuren das Risiko für Herz-Kreislauf-Erkrankungen sinkt. Auch Entzündungsvorgänge lassen sich allem Anschein nach durch eine angemessene Zufuhr speziell mehrfach ungesättigter Omega-3-Fettsäuren positiv beeinflussen.

Um nun festzustellen, ob diese Empfehlungen tatsächlich für die Häufigkeit von Herzinfarkten oder Schlaganfällen eine Rolle spielen, schauen wir uns die Entwicklung der Todesfälle durch diese beiden Ereignisse in Deutschland an. Laut den Daten der Gesundheitsberichterstattung des Bundes und der Länder[34] sind die Zahlen seit den 1990er-Jahren rückläufig, obwohl sich das Ernährungsmuster kaum verändert hat[35] und ohnehin bereits pflanzenbasiert ist. Einzig die Todesfälle durch Bluthochdruck nahmen leicht zu, was allerdings nicht vorrangig auf die Nahrungsfette zurückzuführen ist. Auch eine Cochrane-Übersichtsstudie[36] wertete sämtliche belastbaren Studien dazu aus und stellte fest, dass eine höhere Zufuhr mehrfach ungesättigter Fettsäuren wenn überhaupt nur leichte Effekte für einen Rückgang der Häufigkeit von Herz-Kreislauf-Erkrankungen hatte, aber keine Auswirkungen auf die Häufigkeit von Todesfällen. Gleiches gilt laut einer weiteren Cochrane-Übersichtsarbeit[37] für die Erhöhung der Zufuhr von Omega-3-Fettsäuren. Allenfalls die Zufuhr über Nahrungsmittel könnte dabei noch einen leichten Effekt haben, die von Nahrungsergänzungsmitteln hingegen nicht.

Viel hilft also nicht automatisch viel. Generell können Omega-3-Fettsäuren zwar das Geschehen von Entzündungen positiv beeinflussen, doch auch hier sind mehrere Faktoren ausschlaggebend, wie die Reduzierung von Übergewicht und damit diätetische Maßnahmen im Allgemeinen.

Die Datenlage zeigt, dass pflanzliche Fette nicht die oftmals angepriesenen Vorteile für die Herzkreislaufgesundheit mitbringen, sondern allenfalls einen leichten Einfluss ausüben können, wenn ohnehin bereits eine pflanzenbasierte Ernährung vorliegt, wie es in Deutschland der Fall ist. Viel mehr als auf pflanzliche Fette kommt es auch hier wieder auf die gesamte Ernährungsweise sowie eine allgemein gesundheitsförderliche Lebensführung an.

Mythos 18

MARGARINE IST GESÜNDER ALS BUTTER

Nach dem vorigen Kapitel über Pflanzenfette ist es fast schon unerlässlich, einen der bekanntesten Ernährungsmythen zu besprechen, der immer wieder im Zusammenhang mit pflanzenbasierter Ernährung auftaucht und sich bis heute hartnäckig hält: Es ist der alte Kampf »Margarine versus Butter«.

Für die Bewertung, ob und falls ja was von beidem gesünder ist, schauen wir uns zunächst die Herstellung und Zusammensetzung der beiden Nahrungsfette an. Butter, das ist klar, wird aus Kuhmilch gewonnen. Der Prozess ist relativ einfach und wurde auch schon vor der maschinellen Mechanisierung der Lebensmittelverarbeitung durchgeführt. Die Milch wurde in einem Gefäß, einer Art Zentrifuge, durch Körperkraft geschleudert, sodass sich die Fettbestandteile der Milch an den Rändern ansammelten. Nach dem Schleudern konnte die Butter ausgekratzt werden, und die überschüssige Flüssigkeit, die Buttermilch, blieb als proteinhaltiges Getränk übrig. Heute ist die Butterherstellung stark maschinisiert, während der Betrieb einer Butterschleuder noch intensive körperliche Arbeit bedeutete. Auch der Rohstoff Milch ist heute durch moderne Kuhrassen und eine organisierte Milchwirtschaft in größeren Mengen verfügbar, sodass Butter ein Alltagsprodukt geworden und verhältnismäßig günstig zu kaufen ist.

Die Margarine war dagegen eine der ersten Erfindungen der Lebensmittelchemie im 19. Jahrhundert. Ursprünglich wurde Margarine als Buttersatz entwickelt, da Butter noch kein Massenprodukt war, aber aufgrund ihres Energiegehaltes zur täglichen Lebensmittelration insbesondere der Heeresverpflegung in Friedenszeiten einen wichtigen Beitrag leistete. In Kriegszeiten war die Versorgung dagegen deutlich erschwert, da Milch aufgrund fehlender Kühlketten schnell verdarb, Butter ranzig wurde und im Krieg generell Lebensmittelknappheit auftrat.

Also war die Entwicklung eines streichfähigen Ersatzfettes das Gebot der Stunde. Generell ließe sich dazu jede Art Grundfett verwenden, selbst Fettsäuren aus Erdöl, denn der Trick besteht darin, Fett(-säuren) und Wasser im richtigen Verhältnis (meistens zwischen 80 bis 90 Prozent Fett) zu mischen, sodass nach ordentlichem Schleudern und Kneten eine cremige Wasser-in-Öl-Emulsion entsteht. Anschließend wird die Mischung gekühlt, damit sie die richtige Festigkeit und Form erhält. Häufig werden der Margarine auch noch Zusatzstoffe zugesetzt, zum Beispiel Sojalecithin, ein Emulgator, der verhindern soll, dass sich die Margarine während der Lagerung wieder in ihre wässrigen und fettigen Bestandteile auftrennt. Außerdem darf der Margarine für eine butterähnliche Farbgebung auch noch der Farbstoff Carotin hinzugefügt werden. Dazu kommen noch die fettlöslichen Vitamine A, D und E als Oxidationsschutz.

Was viele nicht wissen: Selbst wenn die Margarine als »pflanzlich« deklariert ist, darf sie laut Gesetzgebung noch bis zu zwei Prozent tierische Fette enthalten. Wenn die Margarine als Hauptfett zum Beispiel Sonnenblumenöl verwendet, dann darf sie als »Sonnenblumen-Margarine« bezeichnet werden. Ebenso verhält es sich bei allen sonstigen pflanzlichen Hauptfetten.

Eine Besonderheit sind noch phytosterinhaltige Margarinen. Diesen Produkten wurden cholesterinähnliche Substanzen, die Phytosterine, zugesetzt, die bei der Senkung des Blutcholesterinspiegels helfen sollen. Und damit wären wir nun endlich bei der Frage angekommen, ob Margarine tatsächlich gesünder ist als Butter.

Hier lohnt es sich, direkt mit der cholesterinsenkenden Wirkung der zugesetzten Phytosterine anzufangen[38]. Ein Lebensmittelkonzern bewarb seine Halbfettmargarine in einer Anzeige mit dem Versprechen, der tägliche Konsum über drei Wochen könne den Cholesterinspiegel um 23 Prozent senken. Doch obwohl Phytosterine tatsächlich zu einer Senkung des Cholesterinspiegels beitragen können, erlaubte die Europäische Behörde für Lebensmittelsicherheit die Bewerbung bei Lebensmitteln nur, wenn es sich um eine Reduktion von sieben bis zehn Prozent handelt. Darunter ist es zu wenig, und darüber wäre es sozusagen bereits im Wirkungsbereich eines verschreibungspflichtigen Medikaments. Ein Richterspruch des Landgerichts Hamburg untersagte die übertriebene Bewerbung damals, wobei immer noch der Satz »Senkt aktiv den Cholesterinspiegel« verwendet werden darf.

Ein anderes Paradoxon ist allerdings der verpflichtende Hinweis, dass das Produkt nur für Menschen mit tatsächlich erhöhtem Cholesterinspiegel empfohlen werden darf, nicht aber für Menschen mit Cholesterinspiegel im Normbereich[39]. Der Grund ist, dass unterschiedliche Studien zu dem Ergebnis kamen, dass Phytosterine bei normalem Cholesterinspiegel das Risiko für Gefäßablagerungen erhöhen. Das Produkt erhöht in diesem Fall also genau den Risikofaktor für Herz-Kreislauf-Erkrankungen, den es eigentlich durch Senkung des Cholesterinspiegels verringern soll.

Erste Studien[40] Ende der 1990er-Jahre zeigten tatsächlich, dass bei ansonsten gleicher Energiezufuhr aus Nahrungsfetten eine Senkung des Cholesterinspiegels durch Margarine stattfand, und zwar um 3,5 Prozent. Eine besonders stark mit mehrfach ungesättigten Fettsäuren angereicherte Margarine schaffte es sogar auf über fünf Prozent.

Die Wissenschaftler berücksichtigen dabei auch, dass Margarine im Vergleich zu Butter eine Art Fettsäuren enthalten kann, die wiederum das Risiko für Herz-Kreislauf-Erkrankungen steigern kann, die sogenannten Trans-Fettsäuren. Diese können bei der chemischen Härtung von Fetten im Rahmen der Margarineherstellung entstehen und wurden daher bei der zweiten Variante der in der Studie verwendeten Margarinen extra vermieden. Heute ist das Standard, insbesondere in Europa, weshalb das Thema keine Rolle mehr spielt.

Eine weitere Studie[41] zeigte ähnliche Effekte auch für Menschen mit erhöhtem Cholesterinspiegel: Margarine, die frei von Trans-Fetten war und 23 Tage lang statt Butter verzehrt wurde, senkte den Cholesterinspiegel um durchschnittlich elf Prozent. Insgesamt fand also eine Reduktion statt, wenn auch nur in geringem Umfang und für Menschen mit einem Cholesterinspiegel im Normalbereich ohne Relevanz.

Diese Ergebnisse erscheinen dennoch logisch, denn Butter enthält pro 10 Gramm etwa 24 Milligramm Cholesterin, Margarine und pflanzliche Fette enthalten hingegen von Natur aus gar kein Cholesterin. Doch können 24 Gramm Cholesterin pro 10 Gramm einen so großen Unterschied machen? Vermutlich nicht, denn laut Nationaler Verzehrstudie 2 liegt der Butterverzehr in Deutschland bei durchschnittlich 13 Gramm pro Tag. Die tägliche Aufnahme von Cholesterin über die Nahrung sollte nicht mehr als 300 Milligramm pro Tag betragen, wozu der tägliche Butterkonsum mit gut 25 Milligramm Cholesterin nur einen kleinen Beitrag leistet.

Gleichwohl ist es möglich, dass der hohe Gehalt an gesättigten Fettsäuren im Milchfett auch zu einer Erhöhung des gesamten Cholesterinspiegels beiträgt, da diese das sogenannte LDL-Cholesterin steigern können. Wird Butter durch Margarine ersetzt, könnte es also durchaus zu einem leichten Absinken des Cholesterinspiegels kommen, wie es ja auch in den Studien beschrieben wird. Ein leicht niedrigerer Cholesterinspiegel bedeutet allerdings nur ein bisschen weniger Risiko für Herz-Kreislauf-Erkrankungen, und dies auch nur bei einem von vielen Risikofaktoren. Für Menschen mit normalem Cholesterinspiegel hätte die Senkung ohnehin keine Bedeutung. Daher ist die entscheidende Frage, ob Butter überhaupt einen Einfluss auf das Risiko für Herz-Kreislauf-Erkrankungen hat.

Dieser Frage hat sich eine Übersichtsarbeit[42] aus dem Jahr 2016 angenommen, und die Bewertung fällt klar aus: Weder für Herz-Kreislauf-Erkrankungen allgemein noch für die koronare Herzkrankheit und Schlaganfall ergab sich eine Risikosteigerung durch Butterverzehr. Für Diabetes mellitus Typ 2, in der Studie ebenfalls untersucht, auch nicht. Die Wissenschaftler kommen zu dem Fazit, es gebe derzeit keine ausreichenden Erkenntnisse, die einen Mehr- oder Minderkonsum von Butter begründen könnten.

Es ist also einmal mehr eine individuelle Entscheidung, ob und wie viel Butter man essen möchte. Wer aus ethischen Gründen komplett auf Butter verzichten möchte, dem steht mit Margarine eine nicht mehr oder weniger gesunde Alternative zur Verfügung. Allerdings sollte dann auf das »V-Label« für vegane Lebensmittel geachtet werden, da ansonsten gesetzlich bis zu zwei Prozent tierische Zutaten enthalten sein dürfen. Vom Gesundheitswert her wird weder Butter noch Margarine den entscheidenden Unterschied machen können, da wir erstens von beidem nur sehr geringe Mengen konsumieren und zweitens beide Lebensmittel an sich ihre Vorteile bieten können, da auch für Milchfett inzwischen einige positive Gesundheitswirkungen beschrieben wurden (siehe nächstes Kapitel zu Milchersatzprodukten) und die meisten für Margarine verwendeten pflanzlichen Fette aufgrund des höheren Gehalts an mehrfach ungesättigten Fettsäuren ohnehin unbedenklich sind.

Mythos 19

PFLANZENDRINKS SIND GESÜNDER ALS TIERMILCH

Milch ist weltweit ein Grundnahrungsmittel. Allein dieser Satz wird von einschlägigen Seiten gerne in Zweifel gezogen, mit der Begründung, der Mensch sei das einzige Lebewesen auf dem Planeten, das auch nach dem Abstillen weiterhin Milch trinkt; Milchkonsum im Kindes-, Jugend- oder Erwachsenenalter stelle demnach etwas Unnatürliches dar. Interessant bei dieser Argumentation ist, dass in einschlägigen Kreisen bei entsprechenden Argumenten beispielsweise pro Fleischkonsum – etwa, dass der Mensch nun einmal bereits seit zwei Millionen Jahren Fleisch isst – genau umgekehrt begegnet wird. Es wird als naturalistischer Fehlschluss bezeichnet, dass Fleischkonsum Teil unserer Evolution ist und es daher natürlicherweise auch in Zukunft so sein sollte. Dagegen sollen neuartige hoch verarbeitete Ersatzprodukte für tierische Lebensmittel aber für die menschliche Ernährung bestimmt sein? Milch aber nicht?

Wie auch immer: Milch von anderen Tierarten ist erst seit gut 10 000 Jahren Bestandteil der menschlichen Ernährung, und somit wäre es hier konsistent in der Argumentation und entspräche der sonst gerne angewendeten Logik des naturalistischen Fehlschlusses, dass Milch und Milchprodukte anderer Tierarten durchaus eine sinnvolle Ergänzung des menschlichen Speiseplans geworden sind.

Diese Argumentationsmuster laufen meist darauf hinaus, dass die Milch anderer Tierarten besser durch pflanzliche Alternativen ersetzt werden sollte. Diese gibt es inzwischen in großer Vielfalt auf Basis unterschiedlicher pflanzlicher Rohstoffe, z. B. Soja, Erbsen, Mandeln, Hafer oder Kokos. Fälschlicherweise werden die pflanzlichen Drinks in der Umgangssprache meistens als »Sojamilch«, »Hafermilch« oder eben entsprechende »Pflanzenmilch« bezeichnet und angeboten. Gesetzlich erlaubt sind diese Bezeichnungen nicht, da der Begriff »Milch« nur dem aus den Milchdrüsen von Säugetieren gewonnenen Sekret zusteht.

Lebensmittelrechtlich hat diese Handhabe durchaus Sinn, da sich die Inhaltsstoffe von Milch aufgrund der Entstehung im tierischen Organismus deutlich von pflanzlichen Alternativen unterscheiden und Verbrauchern ansonsten mit gleichlautenden Produktbezeichnungen suggeriert wird, es handele sich um die gleiche ernährungsphysiologische Qualität. Dem ist nicht so, wie wir gleich sehen werden. Und Gleiches gilt natürlich auch für Milchprodukte wie Joghurt oder Käse und deren pflanzliche Alternativen.

Milch und Milchprodukte leisten einen wertvollen Beitrag zu unserer Nährstoffversorgung im Alltag. Laut der Nationalen Verzehrstudie 2[43] sind sie die oder eine der Hauptquellen für Protein, Energie, Kalzium, Jod, Magnesium, Vitamin B_2 und weitere B-Vitamine sowie fast sämtliche anderen Nährstoffe. In Summe tragen sie damit maßgeblich zur Nährstoffversorgung der Bevölkerung bei, weshalb es schon einmal sinnvoll ist, dass die im Vergleich recht nährstoffarmen Pflanzendrinks nicht einer Verwechslungsgefahr unterliegen und damit das Risiko erhöhen könnten, einen ernsthaften Nährstoffmangel zu provozieren. Insbesondere für Kinder und Heranwachsende kann eine 1:1-Substitution von Milch und Milchprodukten durch pflanzliche Alternativen ohne weiteren Nährstoffausgleich zu ernsthaften, teils lebenslangen gesundheitlichen Folgeerscheinungen führen (siehe dazu auch das Kapitel zur Knochengesundheit in diesem Buchteil). Für eine vegane Ernährung von Kleinkindern mit pflanzlichem Milchersatz gibt es daher spezielle Formularprodukte.

Sind pflanzliche Milchalternativen also nun gleichwertig oder sogar besser für die Gesundheit als tierische Milcharten? In den meisten Fällen werden Vergleiche zwischen Kuhmilch und pflanzlichen Drinks gezogen, da sie die vorrangig konsumierte Milchart in Westeuropa und Nordamerika ist. Andere Milcharten, etwa von Ziegen, Schafen, Büffeln, Kamelen oder Rentieren, weisen zwar teilweise höhere Gehalte an Protein, Fett oder Vitaminen auf, sind jedoch auch weltweit mengenmäßig nicht vergleichbar, wenn auch Büffelmilch in Asien neben Kuhmilch die bedeutendste Milchart ist. Hier fokussieren wir uns daher auf Kuhmilch.

Generell existieren zu pflanzlichen Milchalternativen weitaus weniger Daten als für Kuhmilch. Das ist auch durchaus verständlich, da diese Getränke erst seit wenigen Jahren relevante Konsummengen erreichen, während Milch und Milchprodukte schon seit Jahrzehnten in diversen Studien zur Ernährung als Teil der Lebensmittelauswahl erfasst wurden. Daher können wir uns hier zunächst fragen, ob Milch und Milchprodukte an sich irgendwelche gesundheitlichen Nachteile aufweisen. Sollte dies so sein, dann wäre es nämlich durchaus möglich, dass pflanzliche Alternativen besser für die Gesundheit wären. Sollte dies allerdings *nicht* so sein, dann läge der einzige Grund für den Konsum pflanzlicher Milchalternativen in der individuellen Entscheidung, aus ethischen Gründen auf tierische Produkte zu verzichten.

Die jüngste Übersichtsarbeit[44] zur kardiovaskulären Gesundheit zeigt, dass sowohl Milch- als auch Joghurtverzehr das sogenannte »gute« HDL-Cholesterin verbessert, ebenso wie weitere Blutfettwerte, den systolischen Blutdruck und Blutzuckerfaktoren. Eine breite Zusammenstellung[45] sämtlicher Erkenntnisse zur gesundheitlichen Bewertung von Milch und Milchprodukten kam bereits 2015 zu dem Ergebnis, dass der Konsum sogar mit einer Risikosenkung für bestimmte

Krankheitsbilder einhergeht, z. B. für kardiovaskuläre Erkrankungen, Bluthochdruck oder Diabetes mellitus Typ 2.

Insbesondere der hohe Gehalt an gesättigten Fettsäuren war in der Vergangenheit Anlass für Mutmaßungen negativer Gesundheitseffekte von Milch und Milchprodukten, die Studienlage hat dies jedoch eindeutig widerlegt. Im Gegenteil: Einige positive Gesundheitseffekte werden inzwischen ausgerechnet den in der Milch enthaltenen kurz- und mittelkettigen Fettsäuren zugeschrieben. Auch was das Thema Krebsrisiko betrifft (siehe dazu auch das Kapitel am Anfang dieses Buchteils), besteht derzeit kein Anlass zur Sorge. Für Darmkrebs wird sogar eine risikosenkende Wirkung beschrieben, die allerdings mehr auf den Kalziumgehalt zurückzuführen ist und daher auch durch andere Kalziumquellen als Milch erreicht werden könnte. Einzig für Prostatakrebs besteht ein statistischer Zusammenhang, allerdings erst ab einer Trinkmenge von 1,25 Litern Milch pro Tag, während der durchschnittliche Verzehr von Trinkmilch in Deutschland nur bei etwa 110 Millilitern liegt. Auch die oftmals erzählten Märchen von Wachstumsfaktoren in Kuhmilch, die angeblich das Krebsrisiko steigern sollen, sind also unbegründet. Zwar existieren diese Wachstumsfaktoren, doch ist die Menge in der Milch und erst recht die Menge, die nach der Verdauung noch im Körper ankommt, ohnehin physiologisch so gering bis nicht vorhanden, dass sie im menschlichen Körper kaum irgendeine Wirkung entfalten könnten. Oftmals zitierte Studien, die einen Zusammenhang vermeintlich belegen sollten, wurden in laborexperimentellen Zellkulturen durchgeführt, was jedoch weit vom menschlichen Körper entfernt ist.

Gleiches gilt auch für die durch den Nobelpreisträger für Medizin Harald zur Hausen vorgebrachten Vermutungen, eine Art Virus in Milch und Rindfleisch könne das Darmkrebsrisiko steigern. Ein derartiges Bild lässt sich nicht feststellen, im Gegenteil, die Darmkrebsraten[46] in Deutschland sinken seit Jahrzehnten trotz Konsum von Milch und Milchprodukten auf hohem Niveau.

Es bleibt bis hier festzuhalten: Damit etwas gesünder sein soll als etwas anderes, müsste dieses andere ungesund sein. Dies ist offenbar nicht der Fall. Einzig eine Milcheiweißallergie oder starke Laktoseintoleranz würde daher den Ersatz von Milch durch pflanzliche Alternativen aus gesundheitlicher Sicht begründen. Bei einer Laktoseintoleranz wären allerdings für die meisten Betroffenen auch kleine Mengen Trinkmilch, fermentierte Milchprodukte und Käse verträglich.

Bieten sich durch pflanzliche Milchalternativen möglicherweise andere Vorteile? Pflanzliche Drinks können für Menschen, die aus ethischen Gründen auf tierische Milcharten verzichten, eine wichtige Nährstoffquelle insbesondere für Kalzium und Protein darstellen. Allerdings kommt es hier auf die Auswahl der richtigen Milchalternativen an. Vorweg gesagt sei hier, dass die Anreicherung von Milchalternativen nicht möglich ist, wenn diese als »Bio« deklariert werden. Da viele Konsumenten sich neben einer veganen Milchalternative auch eine ökologische Alternative wünschen, muss dies in der Planung der Ernährung berücksichtigt werden. Für die Sicherstellung der Versorgung mit Kalzium bietet sich daher ein angereichertes Produkt an, da hier laut Studien[47] zur Bioverfügbarkeit eine ähnliche Aufnahme in den Körper wie bei Kuhmilch erreicht wird. Dies allerdings nur, wenn Kalzium als Kalziumkarbonat zugesetzt wurde. Zu beachten ist, dass bei Menschen, die zu wenig Magensäure bilden, auch diese Form der Anreicherung keine ausreichende Versorgung sichert. Ein größerer Vergleich[48] der Inhaltsstoffzusammensetzung von Pflanzendrinks mit Kuhmilch zeigte, dass keine der Milchalternativen mit Kuhmilch gleichauf lag. Die einzige Ausnahme waren Sojadrinks, die im Durchschnitt mehr Vitamin B_1 und

B_6, Folsäure und die Vitamine E und D_2 (mit Anreicherung) sowie K_1, Magnesium, Mangan, Eisen und Kupfer enthielten.

Was die Proteinqualität angeht, so erreichte keiner der Pflanzendrinks auch nur annähernd die Qualität von Milch, auch hier kamen die Sojadrinks aber am nächsten. Eine weitere Studie[49] bestätigte diese Befunde.

Die berechnete Proteinwertigkeit ist allerdings nur das eine, die echte Verdaulichkeit etwas anderes: Wie viele von den wichtigen essenziellen Aminosäuren werden im Darm tatsächlich aufgenommen und kommen überhaupt im Blut an? Eine Studie[50] hat auch dies gemessen, und zwar in unterschiedlichen Mischungen pflanzlicher Proteine im Vergleich zu Molkenprotein aus Milch. Um eine natürliche Lebensmittelmatrix zu simulieren, wurden auch noch Ballaststofffasern hinzugefügt und nach Verzehr der Testmahlzeiten die Blutspiegel insbesondere der essenziellen Aminosäuren gemessen. Im Vergleich zum Molkenprotein waren deutlich weniger Aminosäuren aus den pflanzlichen Proteinmischungen aufgenommen worden. Hier findet sich also ein weiteres Indiz für die insgesamt schlechtere Proteinqualität der Pflanzendrinks.

Die Studienlage ist mehr als eindeutig, auch wenn sich Gerüchte über negative Gesundheitswirkungen von Milch und Milchprodukten beständig halten, weil sie von einschlägigen Quellen immer wieder neu verbreitet werden. Aus gesundheitlichen Gründen ist es nicht notwendig, auf pflanzliche Alternativen umzusteigen. Die einzige zwingende Ausnahme stellt eine Milcheiweißallergie dar. Vielmehr sollte man sich bei einem Verzicht auf Milch und Milchprodukte die Frage nach einer Versorgung mit ausreichend Kalzium und hochwertigem Protein stellen, entsprechende andere Lebensmittel in den Speiseplan einbauen und Nahrungsergänzungsmittel in Betracht ziehen.

Mythos 20

FLEISCHERSATZ IST GESÜNDER ALS ECHTES FLEISCH

Noch prominenter als die Debatte über pflanzliche Milchalternativen ist die Debatte über pflanzliche Fleischalternativen, denn für Fleisch müssen Tiere sterben, während die Milcherzeugung theoretisch nicht zwingend mit dem unmittelbaren Tod von Milchkühen verbunden sein muss. Natürlich sterben auch Milchkühe nicht an Altersschwäche, sondern verhältnismäßig jung im Schlachthaus, weshalb Veganer den Vegetariern oftmals Heuchelei unterstellen, doch Fleisch ist noch einmal eine andere Kategorie. Umso größer ist daher das Interesse von veganen und vegetarischen Interessensgruppen, Fleisch durch pflanzliche Alternativen zu ersetzen. Es ist sozusagen die höchste Priorität, das unmittelbare Sterben von Tieren für den menschlichen Nahrungsmittelkonsum abzuschaffen, bevor das mit der Herstellung anderer tierischer Lebensmittel wie Milch und Eier verbundene Leid von Tieren an die Reihe kommt. Prinzipiell werden alle diese Ziele parallel angegangen, doch nichts erscheint so dringlich wie ein tierfreier Fleischersatz.

Entsprechend groß und revolutionär sind die angeblichen gesundheitlichen Vorteile, mit denen die Produkte beworben werden. Der weltweit größte Lobby-Think Tank der Tierschutz- und Tierrechte-Bewegung, das »Good Food Institute«, bringt auf seiner Website[51] auch direkt die entsprechenden Schlagwörter. Im Angesicht der bevölkerungsweiten Gesundheit würde pflanzlicher Fleischersatz zur Abschwächung nahezu sämtlicher Krankheiten der modernen Zivilisation beitragen, wenn nicht sogar diese ausrotten: Herz-

Kreislauf-Erkrankungen, Darmkrebs, Übergewicht … Außerdem sorgen pflanzliche Fleischersatzprodukte für eine gute Darmgesundheit, so heißt es.

Das Problem: Bei den angeführten und verlinkten Studien, beispielsweise zu Herz-Kreislauf-Erkrankungen, handelt es sich um Teile einer Übersichtsarbeit[52], die zwar leichte Verbesserungen für einige Risikofaktoren wie Gesamtcholesterin oder LDL-Cholesterin fanden, aber insgesamt auf sehr kleinen Teilnehmerzahlen beruhten. Die Teilnehmer waren bis zu fünfzig Jahre alt und teils gesund, teils vorerkrankt. Wie wir aus dem Kapitel über Herz-Kreislauf-Erkrankungen wissen, ist die Aussagekraft einzelner Blutfettwerte für das tatsächliche Herzkreislaufrisiko sehr gering. Es zählt der gesamte Lebensstil.

Gleiches gilt für eine aktuellere Studie[53], die in der einschlägigen Berichterstattung über Fleischersatzprodukte rauf und runter zitiert wurde, jedoch auch nur jeweils zwei Gruppen beobachtete, die abwechselnd für acht Wochen einmal Fleisch und einmal pflanzlichen Fleischersatz in ihrer Ernährung verwendeten. Mit diesem wechselnden Studiendesign können mögliche individuelle Einflüsse der einzelnen Probanden weitestgehend ausgeschlossen werden, sodass der Effekt der unterschiedlichen Ernährung stärker in den Vordergrund treten müsste. Prinzipiell eine gute Idee, und beide Gruppen zeigten in der Phase des pflanzlichen Fleischersatzes tatsächlich minimal geringere Werte für das »schlechte« LDL-Cholesterin und reduzierten ihr Körpergewicht. Ein Blutwert für das Herz-Kreislauf-Risiko, TMAO (Trimethylaminoxid), ergab zwar bei der Gruppe, die erst in der zweiten Phase pflanzlichen Fleischersatz konsumierte, einen niedrigeren Wert, nicht aber bei der Gruppe, die bereits in der ersten Phase den pflanzlichen Fleischersatz verzehrte, doch gilt die Aussagekraft von TMAO genau wegen solcher Unregelmäßigkeiten eher als begrenzt. Hinzu kommt, dass TMAO auch das Produkt von Verdauungsprozessen tierischer Lebensmittel ist und somit logischerweise ansteigt, wenn echtes Fleisch statt pflanzlicher Fleischersatz verzehrt wird. Es erscheint daher logisch, dass TMAO in der Gruppe mit Fleischverzehr in der ersten Studienphase und Fleischersatzverzehr in der zweiten Studienphase abnahm. Zusätzlich wurde auch die Zusammensetzung der Darmflora untersucht, allerdings ohne Befund. Die Aussagekraft dieser Studie strebt also gegen null, und sie wurde zudem durch einen sehr bekannten Hersteller pflanzlichen Fleischersatzes finanziert. Die weiteren zitierten Studien zu Darmkrebs[54] und Körpergewicht[55] beziehen sich dann auch auf Mykoprotein, also Protein von Pilzen und nicht Pflanzen, und schließen wieder nur kleine Teilnehmerzahlen, kurze Zeiträume und wenig aussagekräftige Messparameter mit ein, die kaum ausreichen, um Fleischersatzprodukte mit einem so hohen Gesundheitsversprechen anzukündigen. Das Thema allgemeine Darmgesundheit ist ebenfalls mit einer Studie[56] verlinkt, die abermals nur zwanzig Teilnehmer aufweist, während die gesamte Analyse der Darmflora und von Verbindungen zu möglichen Gesundheitseffekten noch in den Kinderschuhen steckt und weit davon entfernt ist, irgendeine Art von allgemeinen Ursache-Wirkungs-Mechanismen ableiten zu können.

Dieses Beispiel zeigt ein gängiges Muster, wie pflanzlicher Fleischersatz gezielt mit einem potenziellen Gesundheitsnutzen beworben wird, während Fleisch von Tieren den »ungesunden« Gegenpol darstellen soll. Obwohl pflanzlicher Fleischersatz kaum ausreichend über längere Zeit in seinen gesundheitlichen Auswirkungen erforscht werden konnte, arbeitet das Marketing der Hersteller und einschlägiger Interessensverbände gezielt mit positiven Gesundheitsversprechen. Dies findet zwar nicht auf den Produkten selbst statt – dort sind solche Versprechen gesetzlich verboten –, aber dafür ausführlich in Publikationen in klassischen und sozialen Medien.

Dabei verhält es sich mit dem Vergleich von Fleisch und pflanzlichem Fleischersatz in etwa so wie mit Milch und pflanzlichem Milchersatz: In beiden Fällen kann gar nicht von einem echten Ersatz gesprochen werden, da die ernährungsphysiologische Wertigkeit einfach nicht gegeben ist. Fangen wir hier mit Protein an, denn Fleisch von Tieren ist wie auch Milch eine hochwertige Proteinquelle. Wie schon bei der Wertigkeit pflanzlicher Proteine im Milchersatz, ist laut einer aktuellen Studie[57] auch die tatsächliche Aufnahme der Aminosäuren, der Bausteine der Proteine, aus Fleischersatz deutlich geringer als aus Rind- oder Lammfleisch, obwohl der Proteingehalt im Ausgangsprodukt gleich war. Die Minderaufnahme galt für alle Aminosäuren, kritisch zu sehen sind allerdings vor allem die essenziellen Aminosäuren, bei denen die Aufnahme um teilweise bis zu 60 Prozent vermindert war. Für die Ernährungspraxis bedeutet dies, dass zur Deckung des Proteinbedarfs im Sinne der essenziellen Aminosäuren pflanzlicher Fleischersatz in entsprechend größeren Mengen gegessen werden müsste. Dann allerdings würde es sich eher lohnen, die proteinhaltigen Rohstoffe direkt selbst und vollständig zu verzehren, denn Erbsen, Soja, Kartoffeln oder Getreide liefern neben Protein noch eine Reihe weiterer wertvoller Nährstoffe.

Apropos weitere Nährstoffe: In der Regel wird pflanzlichen Fleischersatzprodukten Eisen zugesetzt, doch auch hier steht die Aufnahme in den Köper infrage, wie eine Studie[58] aus Schweden ausführt. Aufgrund der in den pflanzlichen Rohstoffen enthaltenen Phytinsäure ist die Bioverfügbarkeit des zugesetzten Eisens sehr niedrig. Gleiches gilt für Zink. Weiterhin werden pflanzlichem Fleischersatz oftmals Vitamin B_{12} und weitere B-Vitamine zugesetzt, da sie in echtem

Fleisch mengenmäßig relevant sind. Die Verfügbarkeit für den Körper ist noch Gegenstand der Forschung, kann aber ebenfalls verringert sein. Weitere Zutaten von pflanzlichem Fleischersatz sind neben dem isolierten Protein aus Hülsenfrüchten oder Getreide auch noch Ballaststoffe, pflanzliche Fette und Öle sowie Salz und Bindemittel, z.B. Methylzellulose. Von all diesen Komponenten enthalten Fleischersatzprodukte in der Regel mehr als ihre tierischen Pendants (Ballaststoffe und Methylzellulose kommen im Fleisch gar nicht vor). Salz ist zwar in gewachsenen Stücken Fleisch nicht automatisch enthalten, kann aber auch in gepökelter Ware und verarbeiteten Fleischwaren in ebenso hoher Menge vorkommen. Die Fette in Fleisch bestehen dagegen überwiegend aus gesättigten Fettsäuren, während in Fleischersatzprodukten aufgrund der pflanzlichen Fette ungesättigte Fettsäuren überwiegen. Generell unterscheiden sich ansonsten sämtliche anderen Inhaltsstoffe jenseits von den in der Nährwerttabelle auf der Verpackung von Fleisch und Fleischersatzprodukten aufgeführten Inhaltsstoffe zu 90 Prozent, wie eine Studie[59] herausfand.

Eine Reihe von sogenannten »Carni-Nutrients« erhält in letzter Zeit zudem erhöhte Aufmerksamkeit. Dies sind zum Beispiel in Fleisch enthaltene Substanzen wie Taurin, Cholin, Carnosin oder Carnitin. Obwohl unser Körper selbst in der Lage ist, diese Stoffe zu bilden, kann dies individuell sehr unterschiedlich sein, und daher ist die Zufuhr über die Nahrung im Einzelfall entscheidend. Bei vegetarischer oder rein pflanzlicher Nahrung ohne Nahrungsergänzung ist sie jedenfalls unzureichend, wobei hier angemerkt werden muss, dass die Forschung dazu noch am Anfang steht.

Fleischersatzprodukte sind also alles andere als ein Fleischersatz; beide Lebensmittel unterscheiden sich deutlich voneinander. Auch mit Blick auf den Gesundheitswert entspricht ein Ersatz von Fleisch durch Fleischersatzprodukte einer vegetarischen Ernährung, mit ähnlichen Auswirkungen auf die Gesundheit, wobei die Lebensmittelauswahl dann auch wie bei einer vegetarischen Ernährung sorgfältig gestaltet werden sollte, um den Nährstoffbedarf zu decken. Denn durch die als Fleischersatz vermarkteten Produkte kann eine bedarfsdeckende Nährstoffzufuhr keinesfalls garantiert werden.

Die gesundheitlichen Vor- und Nachteile veganer, vegetarischer oder omnivorer Ernährung wurden bereits in den Kapiteln am Anfang dieses zweiten Buchteils besprochen und zeigen, dass sowohl mit Blick auf den Fleischverzicht als auch auf einzelne Inhaltsstoffe von Fleisch, z.B. gesättigte Fettsäuren, bei bewusstem Konsum in Mengen von 300 bis 600 Gramm pro Woche keinerlei gesundheitliche Nachteile zu befürchten sind. Die Internationale Krebsforschungsagentur IARC gibt in ihrem Europäischen Kodex zur Krebsbekämpfung sogar bis zu 750 Gramm Frischgewicht allein an rotem Fleisch an. Mit Blick auf den Salzgehalt gilt sowohl für verarbeitetes Fleisch wie auch für Fleischersatzprodukte, den Konsum in Maßen zu halten.

Fazit: Pflanzlicher Fleischersatz im Rahmen einer ausgewogenen Ernährung ist weder gesund noch ungesund, sondern eine eigene Lebensmittelkategorie. Echtes Fleisch ist allerdings unersetzbar – ernährungsphysiologisch wie auch kulinarisch.

TEIL 3

ZEHN WEITERE POPULÄRE »PLANT-BASED«-MYTHEN

Die ersten beiden Buchteile haben es schon gezeigt: Die öffentliche Debatte über pflanzenbasierte Ernährung ist kontrovers, die Studienlage ist nicht immer eindeutig, und zusätzlich wird ein klarer Blick bisweilen durch weniger wissenschaftliche als ideologisch geprägte Argumente und sogar gezielte Desinformation vernebelt. Dies trifft sowohl auf Teile der Verfechter als auch der Kritiker einer pflanzenbasierten Ernährung zu, insbesondere dann, wenn es um extreme Formen wie eine vegane Ernährung geht.

Da sich dieses Buch vor allem mit gesundheitsbezogenen Mythen über pflanzenbasierte Ernährung beschäftigt, dient der dritte Buchteil dazu, das Blickfeld nochmals etwas zu weiten. Hier geht es nicht um pro- oder anti-pflanzenbasierte Mythen, sondern um einzelne Aspekte der pflanzenbasierten Ernährung und der Ernährung im Allgemeinen, die offen und kritisch diskutiert werden sollten: Ist vegane Ernährung problemlos für Kinder geeignet? Leben Veganer tatsächlich länger? Ist pflanzenbasierte Ernährung nicht nur gesünder, sondern auch automatisch nachhaltiger?

Diese und weitere Fragen tauchen sowohl in wissenschaftlichen wie auch populärwissenschaftlichen Formaten immer wieder auf. Teilweise vermischen sich wissenschaftliche Erkenntnisse, die noch längst nicht abschließend zu betrachten sind, mit Erzählformaten, die unterhaltsam Wissen vermitteln sollen.

Ein populäres Beispiel in jüngerer Zeit ist eine Dokumentation[1] über die sogenannten *Blue Zones,* Regionen auf der Erde also, in denen besonders viele Menschen ein hohes Alter von oft über hundert Jahren erreichen. Als einer der Haupteinflussfaktoren wurde immer wieder eine pflanzenbasierte Ernährung oder wenig Fleischkonsum genannt. Ein weiteres Beispiel ist eine Dokumentation[2], in der Zwillinge jeweils für acht Wochen einer veganen oder omnivoren Ernährung folgten. Pflanzenbasierte oder vegane Ernährung wurde auf diese Weise anhand wissenschaftlicher Studien als vorteilhafter für ein langes Leben präsentiert, allerdings ist es für den fachlich weniger vorgebildeten Zuschauer kaum möglich, die teilweise übertriebenen Versprechungen mit dem tatsächlichen Forschungsstand abzugleichen. Eine kritische Einordnung tut also Not, wie wir sehen werden.

Mythos 21

DER MENSCH IST EIGENTLICH EIN PFLANZENFRESSER

Evolutionsbiologisch schon lange widerlegt, doch immer wieder ein pro-pflanzenbasiertes Argument: Der Mensch, so heißt es, sei ein Pflanzenfresser. Die letzte große Desinformationskampagne nicht nur zu dieser Aussage war die Dokumentation[3] *The Game Changers*, in der mit wissenschaftlichem Anstrich eine rein pflanzliche Ernährung als die natürlichste Art der Ernährung auch für uns Menschen angepriesen wurde. Stößt solch eine aufwendig (und von einem Produzenten, der selbst vegane Ernährung propagiert) hergestellte Dokumentation auf eine große Reichweite, dann berichten weitere Medien darüber, und viele Zuschauer verbreiten ihre vermeintlich neuen und – wie sie glauben – wissenschaftlich gut abgesicherten Erkenntnisse in ihren privaten Gesprächen im Freundeskreis, auf der Arbeit und in sozialen Medien.

Hier kommen wir schon auf das erste Paradoxon in der Debatte darüber, was wohl die »natürlichste« Ernährung des Menschen sei, denn die omnivore Ernährung wird oftmals mit demselben Argument begründet: Der Mensch esse nun einmal Fleisch, weil der Mensch dies schon immer getan habe. Immerhin bei anderen Lebensmitteln wie beispielsweise Milch, Getreide und Kristallzucker sind sich die unterschiedlichen Parteien einig, dass diese erst seit verhältnismäßig kurzer Zeit Bestandteil der menschlichen Ernährung sind. Unabhängig davon, ob pflanzlich oder tierisch, gibt es diese Lebensmittel in der heutigen Form und Menge erst, seitdem der Mensch die Landwirtschaft erfunden hat.

Von Vertretern einer veganen Ernährung wird das Argument des Menschen als »ewigem Fleischesser« oft als »naturalistischer Fehlschluss« bezeichnet. Das bedeutet, dass Menschen heute und in ihrer Entwicklungsgeschichte nicht immer nur das getan haben, was ihrem natürlichen Habitus entspricht, sondern eben auch Dinge, die von Natur aus so nicht vorgesehen waren. Dinge wie Autos bauen und fahren, Medikamente entwickeln und einnehmen oder den halben Tag auf den Bildschirm eines Smartphones gucken. Der Konsum von Fleisch wäre demnach auch so eine fixe Idee gewesen, die man sich auch hätte sparen können, wenn man es damals doch schon besser gewusst hätte. Der Konsum von Milch und Milchprodukten erst recht. Unsere heutige Ernährungs- und wohl gesamte Lebensweise ist von diesem Standpunkt aus gesehen eine einzige Fehlentwicklung.

Umgekehrt könnte man Extreme der pflanzlichen Ernährung wie die vegane Ernährung natürlich genauso als naturalistischen Fehlschluss bezeichnen, denn der Mensch und seine engsten Vorfahren aßen immer schon Insekten, Eier von Wildvögeln oder sogar gelegentlich das Fleisch von kleinen und großen Wildtieren. Und nicht selten kommt es unter manchen Primatenarten zu Kannibalismus[4]. Sowohl der Vegetarismus als auch der Veganismus sind offiziell dagegen erst vor über hundert beziehungsweise weniger als hundert Jahren »erfunden« worden und könnten somit ebenfalls als eine Art fixe Idee der Menschheit abgetan werden, auch wenn manche Verfechter[5] hartnäckig behaupten, der Mensch wäre schon immer ein Pflanzenfresser gewesen.

Richtig ist wohl eher, dass der Mensch neben seiner biologischen Evolution auch eine soziale und eine technologische Evolution durchlaufen hat, die auch immer wieder zu Diskursen über das Für und Wider einzelner Entwicklungsschritte geführt haben. Diesen Diskursraum hat der moderne Mensch als das große Feld der Ethik erkannt. Nicht umsonst finden sich in der angewandten Ethik mindestens über vierzig Konzepte[6] zum Umgang mit den Errungenschaften der Menschheit. Ein Teil dieser Konzepte beschäftigt sich mit der Tierethik. Dass dieser Bereich, im Veganismus noch mehr als im Vegetarismus, eine hohe oder sogar die höchste Priorität als Determinante der eigenen Lebensführung einnehmen kann, zeigt bereits, dass dadurch das Risiko für eine Vernachlässigung anderer Lebensbereiche bestehen kann. Umgekehrt gilt das auch für die Vernachlässigung der Tierethik, wenn andere Themenbereiche von einer Gesellschaft als wichtiger angesehen werden.

Man sieht, die Menschheit befindet sich neben einer biologischen und technologischen Evolution auch in einer soziologischen und ethischen Evolution. Es gibt nur einen wichtigen Unterschied bei diesen Entwicklungsprozessen: Gegen unsere Biologie können wir nur begrenzt und kaum dauerhaft ankämpfen, und Ernährung ist eines der wichtigsten Grundbedürfnisse des Menschen, wenn nicht sogar das wichtigste.

Glücklicherweise gibt es aber dennoch eine wissenschaftliche Herangehensweise an die Frage, ob der Mensch nun ein Pflanzenfresser ist oder nicht. Dass der Mensch Pflanzen essen kann, ist unbestritten. Ebenso unbestritten ist aber, dass der Mensch nicht sämtliche Bestandteile pflanzlicher Lebensmittel verdauen kann. Diese als Ballaststoffe (englisch: *fiber*) bezeichneten unverdaulichen Pflanzenbestandteile können für den Menschen zwar durchaus einen gesundheitlichen Nutzen haben, für andere Säugetiere allerdings zählen sie als vollwertiges Kohlenhydrat. Und diese reinen Pflanzenfresser unterscheiden sich auch in der Anatomie ihres Verdauungstraktes[7] deutlich von Menschen und reinen Fleischfressern. Sie haben nicht nur einen viel längeren Verdauungstrakt, sondern weisen insbesondere einen deutlich größeren Blinddarm auf. Der Sinn liegt darin, dass die für uns Menschen unverdaulichen Ballaststoffe wie in einer Art Gärkammer durch Mikroorganismen abgebaut werden. Elefanten und Pferde verarbeiten so die pflanzliche Kost. Kühe, Schafe und Ziegen setzen dagegen auf einen Vormagen, in dem vorverdaut wird.

Die eigentliche Arbeit verrichten sowohl im Blinddarm als auch im Vormagen Bakterien, die dabei Nährstoffe freisetzen bzw. selbst bilden können. So ist auch die gern verbreitete Aussage ins Reich der Mythen zu verbannen, dass unsere Nutztiere ohne Nahrungsergänzung von Vitamin B_{12} in ihren Futtermitteln nicht imstande wären, dieses selbst zu bilden. Stattdessen, so der Mythos, hätten sie früher Erde gefressen, in der Vitamin B_{12} von Bodenbakterien enthalten war. Das Wissenschaftsgebiet der Veterinärmedizin liefert Aufschluss darüber, wie es wirklich abläuft[8]: Zwar sind es tatsächlich Mikroben, die das Vitamin B_{12} herstellen, nur eben direkt im Verdauungstrakt angesiedelte Mikroben, nicht solche aus der Erde. Dass in der modernen Tierzucht dennoch Vitamine und Mineralstoffe supplementiert werden, hat daher rein züchterische und wirtschaftliche Gründe.

Nun, da auch mit diesem naturalistischen Fehlschluss aufgeräumt ist, bleibt dennoch die Frage, warum es sich Pflanzenfresser so kompliziert machen?

Es geht wieder einmal ums Protein. Tatsächlich enthält Gras je nach Sorte bis zu 20 Prozent Protein, das allerdings nicht einfach so zugänglich ist. Das faserige Beiwerk schützt die inneren Strukturen der Pflanzenbestandteile und muss daher auch verdaut werden. Pflanzenfresser müssen somit je nach Proteinbedarf eine beträchtliche Menge pflanzlicher Nahrung durch ihr Verdauungssystem schleusen, um ihren Proteinbedarf decken zu können. Da aber alle Lebewesen bestrebt sind, möglichst wenig Energie zur Beschaffung ihrer täglichen Proteinration aufzuwenden, hat die Evolution auch

Tierarten hervorgebracht, die sich ihr Protein auf effizientere Weise besorgen können: durch den Verzehr von tierischen Lebensmitteln.

Auch Fleisch besteht zu etwa 20 Prozent aus Protein, das aber für das Verdauungssystem eines Fleischfressers oder auch Mischköstlers bei Weitem einfacher zugänglich ist als das Protein aus pflanzlichen Lebensmitteln. Einen Weg, um die Nährstoffe aus pflanzlichen Lebensmitteln – zum Beispiel die aus Getreide oder Hülsenfrüchten – besser verfügbar zu machen, hat der Mensch letztlich durch Mahlen, Kochen, Backen oder auch Fermentieren gefunden.

Der Frühmensch, dem alle diese Verarbeitungs- und Zubereitungsmethoden noch nicht im vollen Umfang zur Verfügung standen, konnte zunächst allenfalls ordentlich kauen. Aus der Evolutionsgeschichte des Menschen und modernen Versuchsanordnungen wissen wir heute[9], dass unsere Vorfahren pro Jahr etwa 15 Millionen Kauvorgänge durchführen mussten, um ihre vorwiegend pflanzliche Nahrung zu zerkleinern. Mit einem Wiederkäuergebiss wäre es wohl deutlich schneller gegangen, aber das hatte der Mensch ja nun einmal schon zu damaliger Zeit nicht. Wie auch immer: Nach einem Anstieg des Fleischkonsums auf etwa ein Drittel der damaligen Nahrungsmenge waren es nur noch zwei Millionen Kauvorgänge pro Jahr. Durch Bearbeitung von Fleisch mit primitiven Zerkleinerungswerkzeugen sparte sich der Mensch nochmals eine halbe Millionen Kauvorgänge und insgesamt zwölf Prozent seiner Kaukraft: ein existenzieller Energiegewinn in der Gesamtrechnung und damit der Nahrungseffizienz.

Vor etwa zwei Millionen Jahren hatte der Frühmensch zum ersten Mal Fleisch auf dem Speiseplan. Zur menschlichen Evolution gehört also die Entwicklung von einem gelegentlich Insekten und Fleisch oder auch Eier essenden Primaten zu einem Lebewesen, das sämtliche verfügbaren Nahrungsmittelquellen heranzieht, um möglichst wenig Energie in deren Ausbeutung stecken zu müssen.

Dass sich die Erzeugung und Verarbeitung sowohl tierischer als auch pflanzlicher Lebensmittel heute in einem industriellen Maßstab abspielt, ist eine logische Konsequenz der evolutiven Entwicklung von Technologie und Esskultur. Die ethischen Fragen, die sich daraus ergeben, verdienen es wie die Entwicklungen in allen Lebensbereichen, breit diskutiert zu werden. Allerdings gehört dazu ebenso die Fragestellung, wie es zukünftig gelingen wird, zehn Milliarden Menschen ausreichend zu ernähren. Auch dies ist eine Frage der Gerechtigkeits- und Populationsethik. Klar ist allerdings, dass sich die Evolution niemals rückwärts gerichtet verhält. Das ist ein biologisches Prinzip[10], an dem keine Überzeugung und keine seriöse Wissenschaft rütteln kann. Ein reiner Pflanzenfresser wird der Mensch daher wohl niemals werden, und er war es auch noch nie, selbst als wir noch Affen waren.

Mythos 22

VEGANE UND VEGETARISCHE ERNÄHRUNG SIND NUR EINE FRAGE DER PRÄGUNG

Ein weiterer Aspekt in der Debatte, was denn wohl die natürliche Ernährung des Menschen sei, ist die Prägung durch einzelne Lebensmittel oder die gesamte Ernährungsweise während der embryonalen, frühkindlichen, kindlichen und jugendlichen Entwicklung des Menschen. Natürlich könnte man die Frage der Prägung beiseiteschieben und sagen, dass der Mensch evolutionsbiologisch eindeutig ein Mischköstler ist und somit nun einmal durch das Essen geprägt wird, das lokal und kulturell vorhanden ist. Doch andererseits wissen wir auch, dass wir schon früh lernen, manche Lebensmittel mehr zu mögen und andere weniger. Jeder Mensch weiß von einem oder mehreren Schlüsselerlebnissen zu berichten, warum ihm Spinat (oder auch andere Lebensmittel, darunter auch Milch und Fleisch) bis heute nicht schmeckt. Oft geht es nicht nur um den Geschmack, sondern auch um die Konsistenz, wenn ein Lebensmittel zum Beispiel als schleimig empfunden wird. Umgekehrt verlieren viele Menschen im Erwachsenenalter ihre Abneigung gegen bestimmte Lebensmittel und fangen an, diese ganz normal in ihren Speiseplan einzubauen. Manchmal werden sie sogar zu einem Lieblingslebensmittel. Spinat ist wohl ein typisches Beispiel.

Bekannt ist auch, dass religiöse Speisevorschriften sehr prägend sein können. Wenn nach muslimischem oder jüdischem Glauben Schweinefleisch als unrein gilt, obwohl es anderswo selbstverständlich verzehrt wird, dann hält diese glaubensbedingte Prägung in vielen Fällen ein Leben lang an. Gleiches gilt für das Verbot, Rindfleisch zu essen im Hinduismus, oder das Gebot, anderen Lebewesen kein Leid zuzufügen, was im Buddhismus viele generell davon abhält, tierische Lebensmittel zu verzehren. In manchen buddhistischen Küchen sind allerdings auch »heiße« Lebensmittel wie Zwiebeln, Knoblauch, Ingwer oder Chili verboten. Es ist also klar: Der Mensch kann sich auch aus Überzeugung das eine oder andere Lebensmittel »abgewöhnen«.

Somit wäre es doch eigentlich nur eine Frage des allgemeinen Zeitgeistes, wann es eine vegetarische oder vegane Gesellschaft geben könnte, oder? Schließlich müsste nur einmal der Entschluss gefasst werden, dass kommende Generationen kein Fleisch oder generell keine tierischen Lebensmittel mehr vorgesetzt bekommen!

Nein, ganz so einfach ist es natürlich nicht. Zwar weiß man inzwischen recht gut, dass die frühkindliche Geschmacksprägung einen starken Einfluss auf unsere späteren Geschmacksempfindungen und damit Lebensmittelpräferenzen haben kann, doch das ist bisher nicht für jedes Lebensmittel erforscht. Generell[11] können Aromastoffe aus der Ernährung der Mutter über das Fruchtwasser schon den Fötus in einer bestimmten Art und Weise stimulieren und ebenso während der Stillzeit durch die Muttermilch und später die Beikost. Doch bislang ist dies nur für wenige pflanzliche Aromastoffe wissenschaftlich näher beschrieben. So bevorzugten beispielsweise Babys, deren Mütter während der Schwangerschaft Karottensaft getrunken hatten, später mit Karottensaft angereicherten Getreidebrei stärker als Babys, deren Mütter während der Schwangerschaft keinen Karottensaft getrunken hatten. Neben Aromastoffen aus Karotten konnte man ähnliche Prägungen auch schon mit Knoblauch, Vanille, Minze, Kurkuma, Curry, Eukalyptus und auch Alkohol im Fruchtwasser nachweisen. Für tierische Lebensmittel wurde dies zum Beispiel für Blauschimmelkäse gezeigt.

Zu unterscheiden ist hier auch noch die Geschmacksprägung von der Aromaprägung, denn die klassischen Geschmacksrichtungen süß, sauer, salzig, bitter und umami sowie scharf und fettig werden durch spezielle Sinneszellen auf der Zunge und im Mundraum wahrgenommen. So wird ein erhöhter Salz- und Zuckerkonsum oder im Falle von Salz auch ein Mangel während der Schwangerschaft mit einer stärkeren Präferenz für salzige und süße Lebensmittel des Kindes in Verbindung gebracht. Für Fett ist dergleichen nicht eindeutig beschrieben, sehr wohl aber für Glutamat. Dieser Stoff kommt unabhängig von der Ernährung in der Muttermilch vor und bewirkt die als *umami* beschriebene Geschmacksnote, die besonders durch gebratenes oder gegrilltes Fleisch hervorgerufen wird. Doch auch Pilze, Tomaten oder Sojasauce haben einen hohen Gehalt an Glutamat. Eine eindeutige Präferenz für Fleisch oder pflanzliche Lebensmittel lässt sich also daraus auch nicht ableiten.

Es gibt jedoch ein Indiz für die Präferenz eisenhaltiger Lebensmittel, da die Aktivierung entsprechender Geschmacksrezeptoren[12] durch Eisen, aber auch andere Mineralstoffe nachgewiesen werden kann. Dass wir Eisen schmecken können, wissen wir vermutlich alle aus Erfahrung, wenn wir schon mal an einer kleinen blutenden Wunde geleckt haben. Zwar sind die genauen Mechanismen der Geschmackswahrnehmung noch nicht vollständig geklärt, doch aus evolutionsbiologischer Sicht macht es natürlich Sinn, dass wir genau wie beim Süßgeschmack, der die Energiezufuhr belohnt, auch für einen überlebenswichtigen Nährstoff wie Eisen, der zur Blutbildung unabdingbar ist, entsprechend vergleichbare Wahrnehmungsmuster zeigen. Auch hier gilt wieder, dass Eisen nicht exklusiv tierischen Lebensmitteln vorenthalten bleibt, sondern auch in pflanzlichen Lebensmitteln vorkommt. Doch es ist unbestritten, dass die in Fleisch vorhandene Form des Eisens, das sogenannte zweiwertige Eisen, durch den Körper bevorzugt aufgenommen werden kann. Das in pflanzlichen Lebensmitteln vorkommende Eisen muss erst in diese Eisenform überführt werden, was zum Teil durch den Einfluss der Magensäure gelingt und durch Verwendung von z.B. Zitronensäure schon während der Mahlzeit verstärkt werden kann. Dennoch sind die pflanzliche Lebensmittelmatrix und pflanzliche Antinutritiva wie Phytinsäure oder Oxalsäure für eine optimale Bioverfügbarkeit von Eisen vergleichsweise hinderlich, während reines Blut oder Fleisch und Innereien Eisen sozusagen frei Haus liefern können. Und unsere Geschmackswahrnehmung reagiert tatsächlich auf dieses zweiwertige Eisen, weshalb wir bei Hülsenfrüchten oder Getreide keinen besonderen Eisengeschmack wahrnehmen, bei Fleisch oder Blut aber eben doch.

Nun, auch dies ist allerdings kein Beleg für eine unumkehrbare Prägung auf tierische oder pflanzliche Lebensmittel, schließlich können Menschen schon von Kindheit an lebenslang auf Fleisch verzichten, ohne dass sie irgendwann zwanghaft zum Fleischesser werden. Zwar ist wenig darüber bekannt, wie lange vegetarisch oder vegan aufgewachsene Kinder tatsächlich an der jeweiligen Ernährungsweise festhalten, doch von Einzelfällen ist bekannt, dass sie bei einem Wechsel zu omnivorer Kost sehr bewusst vorgehen und nur bestimmte tierische Lebensmittel in ihre Ernährung aufnehmen. Für Erwachsene gilt Ähnliches. Ein prominentes Beispiel ist der Dalai Lama[13], der aufgrund seines buddhistischen Glaubens einer vegetarischen Ernährung folgte, bis er auf Anraten seiner Ärzte bei länger andauernden Beschwerden wieder begann, mehrmals pro Woche Fleisch zu essen. Ein weiteres Beispiel ist Mahatma Gandhi[14], der beschloss, sich vegan zu ernähren, später aber wegen gesundheitlicher Probleme wieder damit begann, Ziegenmilch zu trinken. Man sieht bei beiden Beispielen, dass selbst bei religiös und ethisch motiviertem Vegetarismus oder Veganismus keine vollständige Ablehnung tierischer Lebensmittel aufgrund einer Prägung vorliegen müssen, sondern dass die Motivation sowie geistige und körperliche Bedürfnisse eine tragende Rolle spielen können.

So schließt sich der Kreis, denn auch aktuelle Erkenntnisse[15] aus der Genomforschung deuten darauf hin, dass manche Menschen besser und manche Menschen weniger gut mit einer vegetarischen Ernährung zurechtkommen. Für eine vegane Ernährung dürfte Ähnliches gelten. Vermutet wird, dass unsere Veranlagungen im Fettstoffwechsel und in den Gehirnfunktionen sozusagen vorprogrammieren, wie lange und wie gut wir auf tierische Lebensmittel verzichten können. Sprich, so wie der Dalai Lama und Mahatma Gandhi zu einem gewissen Zeitpunkt aufgrund ihres Gesundheitszustandes verspürten, dass sie bestimmte tierische Lebensmittel wieder in ihren Speiseplan aufnehmen sollten, verläuft es auch bei weniger prominenten Menschen. Ein in der deutschen Veganismus-Szene breit diskutierter Fall war beispielsweise die Lebensgefährtin des bekannten veganen Ernährungswissenschaftlers und Autors Niko Rittenau[16], die wieder damit begann, Eier in ihre Ernährung aufzunehmen, nachdem sich gesundheitliche Beschwerden durch eine lange andauernde vegane Ernährung gezeigt hatten.

Zusammenfassend lässt sich sagen, dass unsere Ernährung immer mit einer individuellen, familiären und kulturellen Prägung versehen ist. Diese kann auch aus einer vegetarischen oder veganen Ernährung hervorgehen. Doch werden sich körperlich bemerkbare Mangelzustände immer in einem Verlangen nach Nahrungsmitteln äußern, die geeignet sind, diesen Mangel auszugleichen. Auch das ist ein evolutiv angeborenes Verhalten. Insbesondere in Regionen[17] mit sehr hohem Anteil pflanzlicher Lebensmittel häufen sich zum Beispiel Wachstumsstörungen bei Kindern. Sobald dort tierische Lebensmittel zur Verfügung stehen, werden diese auch konsumiert, auch ohne dass dazu eine medizinische Diagnose oder eine Ernährungsberatung notwendig wäre. Biologie schlägt also im Zweifel immer Motivation, Überzeugung, Religion oder andere Formen einer Ideologie.

Mythos 23

VEGANER UND VEGETARIER LEBEN LÄNGER

Direkt zum Jahresbeginn, am 1. Januar 2024, erreichte das weltweite Millionenpublikum eines Streaming-Dienstes die frohe Botschaft: Vegane Ernährung verlangsamt die biologische Uhr und soll daher die Lebenserwartung erhöhen[18]. Was war geschehen? In einer Studie[19] der Universität Stanford waren 21 eineiige Zwillingspaare für acht Wochen jeweils entweder einer veganen Ernährung oder einer omnivoren Ernährung gefolgt. Die ersten vier Wochen erhielten die Testpersonen vorgefertigte Mahlzeiten, dann kochten sie selbst. Da die Genetik der Zwillinge identisch ist, erhoffte man sich von dieser Studie Erkenntnisse über den Einfluss veganer Ernährung auf Körpermesswerte wie Gewicht, Körperfett und Muskelmasse sowie zu Risikofaktoren für Herz-Kreislauf-Erkrankungen. Kurioserweise wurde auch die Erregungsfähigkeit der weiblichen Genitalien bei veganer Ernährung gemessen, was offensichtlich eine Spezialität solcher Dokumentationen ist, wurde doch bei einer anderen Dokumentation dieser Art *(The Game Changers)* die Anzahl nächtlicher Erektionen bei männlichen Probanden erforscht. Außerdem wurde die sogenannte »biologische Uhr« gemessen, und um sie soll es hier zunächst gehen.

Der Begriff »biologische Uhr« leitet sich von der Tatsache ab, dass die Chromosomen in den Kernen unserer Zellen an ihren Enden einen charakteristischen Bereich haben, der als »Telomer« bezeichnet wird. Dort sind keine Erbinformationen zu finden, was auch gut so ist, da dieser Bereich mit jeder Zellteilung etwas kürzer wird. Mit fortschreitender Zeit und damit steigender Anzahl von Zellteilungen kann also von so etwas wie einer biologischen Uhr für die Lebenszeit gesprochen werden. Im uralten Streben nach Unsterblichkeit und ewiger Jugend versuchen Wissenschaftler schon seit Jahrzehnten herauszufinden, wie man dem stetigen Stutzen der Telomere entgegentreten könnte, sodass sich unsere Lebenszeit in der besagten Logik verlängern ließe. Ob dies überhaupt gelingen kann und die Telomerlänge tatsächlich ein exaktes Äquivalent der verbleibenden Lebenszeit ist, wird weiterhin erforscht. Ein sprunghaftes Ansteigen der Lebenserwartung war bisher jedenfalls nicht festzustellen, auch wenn alle möglichen Versuche unternommen wurden, die Beständigkeit der Telomere zu erhöhen. Das Problem vieler Forschungsergebnisse war und ist schlichtweg, dass sie teilweise nur in Zellen oder an Versuchstieren durchgeführt wurden. Es scheint kaum möglich, tatsächlich nachzuweisen, dass Menschen länger lebten, weil irgendeine Versuchsanordnung den Abbau der Telomere verlangsamt haben soll. Mit anderen Worten: Man kann zwar über die Lebensdauer eines Menschen die Telomerlänge messen, aber man weiß nie, ob ihre Veränderungen Ursache oder Folge des fortschreitenden Alters sind. Eine aktuelle Studie[20] zeigt sogar, dass das Risiko für bestimmte Krebserkrankungen bei längeren Telomeren ansteigt. Bei kürzeren Telomeren sinkt dagegen das Risiko für chronische und degenerative Erkrankungen sowie Herz-Kreislauf-Erkrankungen. In welcher Weise Telomere am Krankheitsgeschehen beteiligt sind, ist auch nicht bekannt, es handelt sich um rein statistische Zusammenhänge.

In der besagten Studie der Universität Stanford wurde nun aber festgestellt, dass die vegan ernährten Zwillinge nach acht Wochen weniger Telomerlänge verloren hatten als ihre omnivor ernährten Geschwister. Die Schlagzeilen lauteten sodann, vegane Ernährung würde das Leben verlängern. Natürlich ist die Beobachtungszeit von acht Wochen viel zu kurz, um überhaupt etwas über eine lebensverlängernde Wirkung irgendeiner Ernährungsweise zu sagen, und es stellt sich die Frage: Haben die Telomerunterschiede überhaupt die Aussagekraft, wie es die Schlagzeilen verlauten ließen?

Nicht wirklich. Wie zahlreiche Studien und letztlich eine Übersichtsarbeit[21] zeigten, ist die Beziehung zwischen der Telomerlänge und dem Body-Mass-Index als Anzeichen für Übergewicht invers. Das heißt, Menschen mit höherem Gewicht im Sinne von Übergewicht oder Adipositas haben kürzere Telomere als Menschen mit Normalgewicht. Damit lässt sich das Ergebnis der Studie auf die Gewichtsveränderungen zurückführen, nicht aber auf vegane Ernährung an sich: In der Zwillingsstudie zeigte sich nämlich in der Tat eine stärkere Gewichtsabnahme bei veganer Ernährung, wie es auch schon aus diversen anderen Studien bekannt ist. Wichtig ist dabei, dass die Studie weder für die vegan ernährten Teilnehmer noch für die omnivor ernährten Teilnehmer die gleiche Kalorienaufnahme vorschrieb, sondern beide bekamen ihre Fertigmahlzeiten oder kochten selbst und konnten ansonsten so viel essen, wie sie wollten. Fakt ist, dass eine stark pflanzenbasierte Ernährung eine geringe Kaloriendichte aufweisen kann, aber aufgrund der hohen Verzehrsmengen und ballaststoffreichen Lebensmittel trotzdem stark sättigt. So werden insgesamt weniger Kalorien aufgenommen. Auch jede andere Form unterkalorischer Ernährung hätte also zu ähnlichen Unterschieden in der Telomerlänge geführt wie die stark reduzierte Kalorienaufnahme der veganen Teilnehmer. Ob die Telomere aber tatsächlich das Leben verkürzen oder verlängern, dürfte unabhängig von Ernährungsweise zudem noch zu beweisen sein.

Doch ein anderer Aspekt der Zwillingstudie sollte unsere Aufmerksamkeit wecken, wobei dieses Detail nur in der TV-Dokumentation erwähnt wurde, nicht in der wissenschaftlichen Publikation: Die vegan ernährte Gruppe verlor zwar mehr Körpergewicht, doch dabei war auch ein großer Anteil Muskelmasse, während die omnivor ernährten Teilnehmer sogar Muskelmasse aufbauen konnten, obwohl sie insgesamt ebenfalls ihr Körpergewicht reduzierten. Beide Gruppen nahmen übrigens an einem Fitnesstraining teil. Das bringt uns zu einem wesentlichen Aspekt der Ernährung und ihres Einflusses auf die Lebenserwartung, der sich auch aus dieser Zwillingsstudie ableiten lässt, aber sogar global von Bedeutung ist.

Muskelmasse als Teil der Magermasse erfüllt in unserem Körper gleich mehrere Funktionen: Sie ist stoffwechselaktiv und verbrennt bei körperlicher Aktivität überproportional mehr Kalorien als anderes Körpergewebe. Sie hat darüber hinaus funktionelle Eigenschaften, da sie dafür sorgt, dass wir Bewegungen ausführen können, und sie den gesamten Bewegungs- und Halteapparat stabilisiert. Insbesondere diese funktionellen Eigenschaften werden umso wichtiger, je fortgeschrittener das Lebensalter ist, da die Muskelmasse ab etwa dem 30. Lebensjahr kontinuierlich abnimmt, wenn nicht aktiv dagegen angegangen wird. Ein sinkendes Aktivitätslevel und zunehmendes Sturzrisiko sind die Folgen, was maßgeblich das Risiko für eine kürzere Lebenserwartung erhöht. Insbesondere für Menschen über 65 Jahren und bei veganer Ernährung ist die Proteinzufuhr zudem kritischer zu bewerten als bei jungen Menschen und Mischköstlern[22]. Wie wir bereits aus dem Kapitel über Protein aus dem ersten Buchteil wissen, ist die Qualität einzelner pflanzlicher Lebensmittel generell auch nicht mit der Proteinqualität tierischer Lebensmittel gleichzusetzen. Wer genauer in die Protokolle[23] der Zwillingsstudie schaut, sieht, dass alle Studienteilnehmer vor Beginn der Ernährungsumstellung einen Proteinanteil von 16 Prozent in ihrer Ernährung hatten. Schon nach vier Wochen sank dieser Anteil bei den vegan ernährten Teilnehmern auf 14 Prozent, während er bei den omnivor ernährten Teilnehmern auf 20 Prozent anstieg. Nach acht Wochen war er bei der veganen Gruppe auf 13 Prozent gesunken, bei der omnivoren Gruppe lag er weiterhin bei 20 Prozent. Auch wenn bei beiden Gruppen die gesamte Kalorienaufnahme sank, so nahm sie bei den vegan ernährten Teilnehmern um fast 15 Prozent ab, bei den omnivor ernährten Studienteilnehmern aber nur um fünf Prozent. So ist nicht nur die stärkere Gewichtsabnahme der veganen Gruppe zu erklären, sondern auch die Abnahme an Muskelmasse: Bei einem zu großen Kaloriendefizit werden Proteine, auch aus der Muskelmasse, zur Energiegewinnung herangezogen. Auch das zugeführte Protein wird teilweise dazu verwendet, Energie zu gewinnen, und wurde obendrein auch noch zu wenig über die Nahrung aufgenommen, denn die Proteinzufuhr sank um 25 Prozent. In der omnivoren Gruppe wurde dagegen eine moderate Kalorienreduktion erreicht, die Proteinzufuhr sogar netto um 19 Prozent gesteigert und nicht nur Muskelmasse erhalten, sondern sogar aufgebaut. De facto ist abnehmende Muskelmasse vor allem in der zweiten Lebenshälfte mit einer kürzeren Lebenserwartung verbunden, sodass die Studie als belastbares Ergebnis eigentlich den omnivoren Teilnehmern eine höhere Lebenserwartung in Aussicht gestellt haben müsste.

Alle diese Resultate passierten allein vor dem Hintergrund einer veganen Ernährungsumstellung ohne weitere Einschränkung seitens des Studiendesigns, und genau das ist es auch, was sich empirisch im realen Leben feststellen lässt, wenn Menschen keinem festgelegten Ernährungsplan folgen, sondern einer veganen Ernährung frei nach Gusto. Und auch in einem Vergleich ganzer Länder weltweit zeigt sich eine solche Entwicklung, wenn der Anteil pflanzlicher Lebensmittel in der Ernährung groß ist. Die Proteinqualität und damit die Proteinversorgung nimmt ab[24], und wenn zusätzlich noch ein Mangel an Kalorien auftritt, kommt es zu einer Protein-Energie-Mangelernährung. Gleichzeitig geht mit dieser Entwicklung auch ein Mangel an wichtigen Mikronährstoffen[25] einher, wie etwa Eisen, Zink oder Vitamin A. In einer Gesamtbetrachtung von über 150 Ländern weltweit kann man denn auch sehen, dass eine ausreichende Versorgung mit tierischen Lebensmitteln, insbesondere Protein, mit einer höheren Lebenserwartung einhergeht[26]. Für pflanzliche Lebensmittel oder pflanzliches Protein ist kein derartiger Zusammenhang feststellbar. Eine neuere Auswertung[27] bestehender Daten durch das Deutsche Krebsforschungszentrum ergab zuletzt einen ähnlichen Befund für tierisches Protein: Resultate, die in der Vergangenheit veröffentlicht wurden und nach denen tierisches Protein zu einer höheren Sterblichkeit, sprich Verkürzung der Lebensspanne führte, verschwanden, wenn der Einfluss von krankhaftem Übergewicht, Rauchen, Alkohol und körperlicher Aktivität berücksichtigt wurde. Zusammenfassend verlängert eine vegane, vegetarische oder pflanzenbasierte Ernährung trotz vermeintlicher Indizien aus Kurzzeitstudien das Leben also nicht mehr oder weniger als jede andere nährstoffdeckende Ernährungsweise im Rahmen eines insgesamt gesundheitsförderlichen Lebensstils. Der Konsum tierischer Lebensmittel und insbesondere tierischen Proteins steht hingegen in einem positiven Zusammenhang mit einer höheren Lebenserwartung.

Mythos 24

NUR PFLANZENBASIERTE ERNÄHRUNG IST GESUND UND NACHHALTIG

Ein Trend der letzten Jahre dürfte zumindest in Deutschland über sämtliche Kanäle flächendeckend wahrgenommen worden sein: Nur mit pflanzenbasierter Ernährung, so heißt es, werden wir das Klima und die Welt retten können. Der englische Begriff geht noch etwas leichter über die Lippen: »plant-based«. Seien es Umweltschutzorganisationen, der Vegetarier-Verband »ProVeg«, die Stiftung »Gesunde Erde, Gesunde Menschen« von Eckart von Hirschhausen oder selbst die Deutsche Gesellschaft für Ernährung (DGE): Sie alle stimmen ein in den Chor derer, die von einer pflanzenbasierten Zukunft sprechen. Diese sei nicht nur gesünder für uns Menschen, sondern gleichzeitig auch noch für den Planeten.

Und was soll daran nun falsch sein? Zunächst einmal gar nichts, denn wie wir aus dem ersten Kapitel dieses Buches über pflanzenbasierte Ernährung im Allgemeinen bereits wissen, ist die Definition für eine pflanzenbasierte Ernährung äußerst vage und kennt ein ganzes Spektrum von einem Anteil von 60 Prozent pflanzlicher Lebensmittel in der Ernährung bis zu 100 Prozent, also veganer Ernährung. Je nach Erfassungsstatistik der deutschen Ernährung folgen wir bereits einer mehr oder weniger stark ausgeprägten pflanzenbasierten Ernährung. Da mag es einen also überraschen, dass von den oben beispielhaft genannten Organisationen noch mehr »plant-based« gefordert wird oder gar eine »Transformation des Ernährungssystems zu mehr pflanzenbasierter Ernährung«. Diese Forderung wird meist damit begründet, dass mehr pflanzliche Lebensmittel maßgeblich dazu beitragen könnten, den Klimawandel zu mildern oder gar zu stoppen, ebenso das Artensterben sowie sämtliche anderen Umweltfolgen der modernen Zivilisation. Und da insgesamt weniger landwirtschaftliche Flächen und Frischwasser zum Anbau unserer Lebensmittel notwendig wären, wenn man sich sämtliche Flächen für den Anbau von Futtermitteln sparen würde und dort eben direkt pflanzliche Lebensmittel für den Menschen erzeugt würden, könnten wir auch noch die bald auf zehn Milliarden Menschen anwachsende Weltbevölkerung problemlos ernähren. Das alles zusammen halte unseren Planeten im Gleichgewicht, und nur auf einem gesunden Planeten können auch gesunde Menschen leben. So weit die schöne Theorie.

Mit dieser simplen Rhetorik erreichen Umwelt- und Tierschutz- oder Tierrechtsorganisationen in der Regel mehr Menschen, als wenn sie sich nur zu ihren eigentlichen Kernthemen äußern. Es ist ja auch wirklich verlockend, wenn man nicht nur sich selbst etwas Gutes tun kann, sondern auch allen anderen Menschen, und wenn keine Tiere mehr für den eigenen Lebensmittelkonsum sterben müssen. Also, so die klassische Entscheidungskaskade, ist es am besten, vegan zu leben. So wird man auf einen Schlag zu einem guten Menschen. Vegetarisch reicht nicht und ist leider kaum besser als irgendeine andere pflanzenbasierte Ernährungsweise, denn dafür werden immer noch Tiere gehalten und, so die Argumentation von Tierrechtlern, ausgebeutet.

Umgekehrt liefert vegetarische und vegane Ernährung für Umweltschutzverbände auch eine Abkürzung für ihre Kernziele, schließlich kann man sich damit auf einen weitgehenden Verzicht tierischer Lebensmittel einigen, sodass ein Teil der Umweltfolgen durch die landwirtschaftliche Erzeugung aus der Rechnung fallen würde. Hier zählt dann allerdings auch vegetarische Ernährung schon als erstrebenswertes Ziel, da dies für die meisten Menschen (ohne Tierrechtsbedenken) einfacher umsetzbar erscheint. Doch vegane Ernährung, also 100 Prozent pflanzenbasiert, erhält auch im Sinne des Umweltschutzes meistens eine Eins mit Sternchen. Es ist die höchste Stufe der Entfaltung zur Selbstwirksamkeit.

Dass eine vegetarische oder vegane Ernährung für die Gesundheit nicht automatisch besser ist als eine andere ausgewogene Ernährungsweise, darüber wurde in den bisherigen Kapiteln dieses Buches ausführlich aufgeklärt. Doch leider wird auch bei den Daten für die Umweltfolgen der Ernährung, speziell der deutschen Ernährung, gerne in die Trickkiste gegriffen, um die gesetzten Ziele der jeweiligen Akteure mit gut ausstaffierten Argumenten zu unterstützen. Fangen wir also von vorne an.

Tierische Lebensmittel werden oftmals so dargestellt, als wären sie die Alleinverursacher des Klimawandels. Insbesondere Rindfleisch, Milch oder Butter werden gerne herausgegriffen, um die jeweiligen pflanzenbasierten Alternativen dagegen zu stellen. Der jeweils berechnete Fußabdruck an Treibhausgasen pro Kilogramm Lebensmittel liegt meist zwar mit einer gewissen Unschärfe in der richtigen Größenordnung, doch der Vergleich einzelner Lebensmittel auf dieser Basis lässt keine Aussage darüber zu, wie sich die gesamten Treibhausgase der deutschen oder weltweiten Ernährung zusammensetzen. Diese Daten gibt es zwar, nur werden sie fast nie zitiert, denn dann wäre das Bild der schlechten tierischen und guten pflanzlichen Lebensmittel nicht mehr so eindeutig. Fakt ist, dass in Bezug auf Deutschland[28] von den 177 Millionen Tonnen Treibhausgasen, die bei der Lebensmittelproduktion im In- und Ausland entstehen, 54 Prozent den tierischen Lebensmitteln zuzuordnen sind. Der Rest entfällt zu 30 Prozent auf pflanzliche Lebensmittel und zu 16 Prozent auf Getränke, die wie Kaffee, Tee oder Saft meistens auf pflanzlicher

Rohstoffbasis hergestellt werden. Weltweit entstehen laut der genauesten Erfassung[29] rund 37 Prozent der knapp 17 Milliarden Tonnen Treibhausgase des globalen Ernährungssystems durch tierische Lebensmittel. Manche Kalkulationen kommen auch global auf einen Anteil von 54 Prozent, doch eines ist leicht zu erkennen: Auch wenn pflanzliche Lebensmittel pro Kilogramm einen geringeren Fußabdruck an Treibhausgasen verursachen als tierische Lebensmittel, so essen wir deutlich größere Mengen pflanzlicher Lebensmittel, und so summiert sich der Anteil aller pflanzlichen Lebensmittel zu einem ebenfalls beachtlichen Ausstoß an Treibhausgasen, der je nach Berechnung höher oder etwa gleich groß ist, wie der Anteil aller tierischen Lebensmittel. Noch mehr pflanzliche Lebensmittel und weniger tierische Lebensmittel würde also am Ende nicht automatisch zu weniger Treibhausgasen führen, sondern der zur Deckung des Nährstoffbedarfs notwendige Mehrkonsum pflanzlicher Lebensmittel würde die Einsparungen mehr oder weniger wieder ausgleichen. Schon bei einer Ernährungsweise, wie sie die DGE bis Februar 2024 empfahl, würden die gesamten Treibhausgasemissionen der deutschen Ernährung bei deutlich reduziertem Fleischverzehr, aber dafür erhöhtem Verzehr von Gemüse und Hülsenfrüchten, Getreide, Kartoffeln, Obst, Pflanzenölen, Fisch und Milch sowie Milchprodukten, sogar um zehn Prozent ansteigen[30]. Da die Empfehlungen bereits eine pflanzenbasierte Ernährung darstellten, ist klar, dass es nicht auf einzelne Lebensmittel ankommt, sondern auf den gesamten Mix der Ernährung sowie auf die Herkunft und Verarbeitungsweise der Lebensmittel. Was uns zur Frage des Verbrauchs an Landfläche durch unsere Ernährung führt, denn da, wo das Acker- und Weideland ist, von dort kommen unsere Lebensmittel her.

In der medialen Debatte wird oftmals folgender Vergleich

gezogen: Pflanzliche Lebensmittel liefern weltweit 80 Prozent der Kalorien, beanspruchen aber nur 20 Prozent der landwirtschaftlichen Flächen. Umgekehrt liefern tierische Lebensmittel nur 20 Prozent der Kalorien, belegen aber 80 Prozent der landwirtschaftlichen Flächen. Also, so die dann meistens gezogene Schlussfolgerung, ist die Erzeugung von tierischen Lebensmitteln reine Verschwendung an Landfläche, zerstört die Natur, treibt das Artensterben voran, und es wäre insgesamt sinnvoller, die 20 Prozent der Kalorien aus tierischen Lebensmitteln einfach auch noch pflanzlich zu erzeugen. Diese verlockende Aussicht verspricht wieder gleich mehrere Probleme auf einen Schlag zu lösen: Die Landnutzung und damit Habitatstörungen durch unsere Ernährung werden reduziert; statt Futtermitteln für Tiere werden Lebensmittel für Menschen direkt angebaut und damit der Hunger auf der Welt gestillt, und Tiere müssen nicht mehr für unsere Ernährung leiden oder sterben.

Leider ist das Wunschdenken. Die Realität sieht so aus, dass tierische Lebensmittel per se keine idealen Kalorienlieferanten sind, sondern Proteinlieferanten. Weltweit stammen etwa 40 Prozent des Proteins aus tierischen Lebensmitteln, wobei der Anteil zwischen nur 20 Prozent in Afrika bis über 60 Prozent in Europa, Nordamerika und Ozeanien schwankt[31]. Korrekt wäre also die Angabe, dass auf 80 Prozent der weltweiten landwirtschaftlichen Fläche 40 Prozent des Proteins erzeugt werden (wobei es faktisch etwas weniger ist, wenn Fische und Meeresfrüchte abgezogen werden). Doch es müssten sogar noch mehr sein, wenn auch die Versorgung mit hochwertigem Protein in Afrika und Asien sichergestellt werden soll.

Die genannten Zahlenverhältnisse sind jedoch ohnehin veraltet, auch wenn sic weiterhin fleißig verbreitet werden. Der Grund dafür: Sie bedienen das Narrativ der umweltschädlichen tierischen Lebensmittel. Aktuellere Daten[32] zeigen, dass bei der weltweiten Erzeugung tierischer Lebensmittel mit 2,5 Milliarden Hektar nur etwa die Hälfte der gesamten globalen landwirtschaftlichen Fläche Verwendung findet. Davon sind 77 Prozent Grasland, das nur durch Wiederkäuer zur Lebensmittelproduktion genutzt werden kann, somit für den Anbau pflanzlicher Lebensmittel gar nicht geeignet wäre. Vor allem für die Erzeugung von Fleisch und Milch macht dies Sinn, denn durchschnittlich wird in der Rinderhaltung aus 0,6 Kilogramm für den Menschen nicht essbarem pflanzlichem Futterprotein ein Kilogramm hochwertiges und essbares tierisches Protein.

Die oftmals kritisierte Nutzungskonkurrenz zwischen der Erzeugung von Futter- und Lebensmitteln beläuft sich also auf insgesamt rund 600 Millionen Hektar, was den verbleibenden 23 Prozent der globalen landwirtschaftlichen Nutzfläche für die Erzeugung von tierischen Lebensmitteln entspricht. Ist das nun schlimm? Nein, denn was die weltweit erzeugten Futtermittel betrifft, stellen davon ohnehin nur 14 Prozent für den Menschen essbare Biomasse dar, vor allem Getreide und (weniger) Hülsenfrüchte. Getreide ist vor allem ein Kalorienlieferant, doch es mangelt der Welternährung nicht an Kalorien. Schon seit den 1960er-Jahren besteht ein deutlicher Kalorienüberschuss pro Kopf, der bis heute immer weiter angewachsen ist[33]. Die Kalorien sind nur nicht gerecht verteilt. Ob also mehr Getreideanbau zur Verwendung als Lebensmittel auch dort Kalorien liefern würde, wo sie benötigt werden, ist kaum sicher zu sagen.

Die Verhältnisse in der Landnutzung durch tierische und pflanzliche Lebensmittel passen auch zu den aktuelleren Analysen[34] zu Habitatstörungen durch die globale Landwirtschaft, was zu Biodiversitätsverlusten führt. Die Erzeugung pflanzlicher Lebensmittel verursacht fast doppelt so viele Habitatstörungen wie die landwirtschaftliche Erzeugung tierischer Lebensmittel. Warum ist das so? Sowohl pflanzliche Lebensmittel als auch Futtermittel werden in großflächigen Monokulturen unter Einsatz von Pestiziden, Düngermitteln und maschineller Bodenbearbeitung erzeugt, während die großen Weideflächen und Graslandschaften durch die Bewirtschaftung mit Wiederkäuern sogar an Artenvielfalt gewinnen – weitestgehend unabhängig davon, ob die Tiere auf der Wiese oder im Stall stehen. Da 77 Prozent der Flächen zur tierischen Lebensmittelerzeugung Grasland sind, sind die Habitatstörungen verhältnismäßig kleiner als durch den Anbau von pflanzlichen Lebensmitteln auf Ackerflächen.

Und in Deutschland? Laut der umfangreichsten Analyse[35] dazu wird für die gesamte deutsche Ernährung eine Fläche von 38 Millionen Hektar beansprucht, davon 35 Prozent durch tierische Lebensmittel und 47 Prozent durch pflanzliche Lebensmittel sowie 18 Prozent durch Getränke auf pflanzlicher Rohstoffbasis. Einfach weniger Fleisch zu essen, wie es die DGE empfiehlt, führt auch nicht automatisch zu weniger Landnutzung (das gleiche Problem wie bei den Treibhausgasen). Im Gegenteil: Laut einer Analyse[36] würde der Flächenverbrauch sogar insgesamt um 20 Prozent ansteigen, weil wir zum Ausgleich vor allem wieder entsprechend mehr pflanzliche Lebensmittel benötigen würden, und deren Anbau ist flächenintensiver. Da wir aber aufgrund begrenzter Ackerflächen nur einen geringen Selbstversorgungsgrad für Obst und Gemüse haben, liegt der Großteil der Flächen zur pflanzlichen Lebensmittelerzeugung und für Getränke schon jetzt zu 80 Prozent im Ausland. Selbst wenn wir in Deutschland keine Futtermittel anbauen würden, wäre nicht viel gewonnen, da immer noch mindestens 13 Millionen Hektar für pflanzliche Lebensmittel und Getränke auf pflanzlicher Rohstoffbasis fehlen würden, während wir tierische Lebensmittel dann auch noch vollumfänglich importieren müssten. Dagegen werden 97 Prozent aller Futtermittel[37], die in Deutschland verfüttert werden, auch in Deutschland erzeugt, und auch der Anteil von Soja(-Extraktionsschrot) als Import liegt nur bei 1,4 Prozent. Fakt ist also auch hier, dass wir in Deutschland tierische Lebensmittel vollumfänglich selbst erzeugen können, sowohl für den Eigenbedarf als auch für den Export. Auch ohne Sojaimporte wäre dies noch möglich, selbst wenn dann die Erzeugermengen insgesamt geringer ausfallen würden. Pflanzliche Lebensmittel müssen wir hingegen, egal unter welchen Umständen, im großen Stil importieren, meistens aus Ländern, wo landwirtschaftliche Flächen aufgrund des Klimawandels knapper und unproduktiver werden – wie auch die Ressource Frischwasser. Was uns zum nächsten wichtigen Punkt führt.

Neben Boden und Nährstoffen benötigt der Anbau sowohl von pflanzlichen Lebensmitteln als auch von Futtermitteln Wasser für das Wachstum der Pflanzen. Dieses Wasser fällt entweder vom Himmel (grünes Wasser) oder stammt aus Frischwasserreserven (blaues Wasser) wie Grundwasser, Flüssen oder Seen. Wenn wenig oder kein Regen fällt, dann muss künstlich bewässert werden, so viel ist klar. Auch hier kursieren immer wieder Zahlen über den weltweiten Anteil der Landwirtschaft am Frischwasserverbrauch, die sich nicht einfach so auf Deutschland oder Westeuropa übertragen lassen. Man hört meistens, dass die Landwirtschaft für 70 Prozent des weltweiten Frischwasserverbrauchs verantwortlich sei, und im nächsten Atemzug wird dann erwähnt, dass ein Kilogramm Rindfleisch einen Wasserfußabdruck von 15 000 Litern verursacht. Was nicht erwähnt wird: Der Anteil der Landwirtschaft am Frischwasserverbrauch liegt in Deutschland nur bei gut einem Prozent[38], und Rindfleisch aus Deutschland[39] braucht nur etwas mehr als die Hälfte an Wasser als im weltweiten Durchschnitt. Mehrere Tausend Liter Wasser für ein Kilogramm Rindfleisch sind natürlich immer noch viel, wenn es für ein Kilogramm Blumenkohl nur wenige Hundert sind. Also lautet die spontane Entscheidungslogik wieder einmal: Besser Blumenkohl als Rindfleisch essen, das spart Wasser.

Doch wie schon bei den oben besprochenen Aspekten Treibhausgase und Landnutzung bringen uns solche Vergleiche nicht weiter, denn entscheidend ist, wie viel von was gegessen wird und ob es uns die nötigen Nährstoffe liefert, die unser Körper braucht. Und eine Analyse[40] zum Frischwasserverbrauch der deutschen Ernährung zeigt, dass bereits heute 80 Prozent durch pflanzliche Lebensmittel verursacht werden. Mehr pflanzenbasierte Ernährung wie die Planetary Health Diet oder vegetarische Ernährung würden den Frischwasserverbrauch insgesamt daher nochmals um 30 Prozent erhöhen, eine vegane Ernährung sogar um 50 Prozent. Die Begründung liegt auf der Hand: Wenn wir pflanzliche Lebensmittel aus trockenen Regionen Italiens, Spaniens oder Nordafrikas importieren, dann importieren wir gleichzeitig das dort zur Bewässerung der Ackerflächen verbrauchte Frischwasser. Da wir auf der anderen Seite in Deutschland sämtliche tierischen Lebensmittel mit sehr wenig Frischwasser erzeugen können, ist der Anteil in der Gesamtbilanz entsprechend gering, obwohl wir große Mengen an Fleisch, Milch und Eiern verzehren. Auch weltweit werden 80 Prozent[41] des Frischwasserverbrauchs der Landwirtschaft durch die Erzeugung von pflanzlichen Lebensmitteln verursacht, nicht etwa durch die Rindfleischerzeugung, wie die lautesten Stimmen in der Debatte über nachhaltige Ernährung oft den Anschein erwecken.

Bleibt noch der Eintrag von Nährstoffen wie Stickstoff und Phosphor in die Umwelt. Hier ist die Erzeugung tierischer

Lebensmittel in Deutschland und auch weltweit aufgrund der tierischen Ausscheidungen der Hauptverursacher. Jedoch kommt es auf das Management an, wie diese Ausscheidungen verteilt und genutzt werden. Ohne tierische Ausscheidungen würde tatsächlich in vielen Regionen der Welt ausreichend Dünger zum Anbau von pflanzlichen Lebensmitteln fehlen. Problematisch sind daher vor allem konzentrierte Viehhaltungen, während kleine und mittelgroße Betriebe damit sehr guten Dünger für die Eigennutzung erhalten.

Insgesamt, wenn Treibhausgase, Habitatstörung/Landnutzung, Frischwasserverbrauch und Nährstoffeintrag in die Umwelt weltweit zusammengenommen werden, liegen pflanzliche und tierische Lebensmittel etwa gleichauf[42]. Es gilt also, das gesamte Ernährungssystem weiterzuentwickeln und nicht einzelne Lebensmittel daraus zu streichen. Wir werden sie tatsächlich alle brauchen, um bald zehn Milliarden Menschen auf diesem Planeten ernähren zu können.

Mythos 25

PFLANZENBASIERTE SPORTERNÄHRUNG – (K)EIN PROBLEM

Es gibt einen Bereich der Ernährung, in dem pflanzenbasierte Ernährung immer wieder besonderer Kritik ausgesetzt ist: die Sporternährung. Auf der einen Seite stehen mal wieder die Allesesser, die nicht selten auf extreme Ernährungsformeln mit Massen an Eiern, Geflügelfleisch und obendrein Protein- und Aminosäure-Supplements schwören. Auf der anderen Seite stehen erfolgreiche Athleten, die zeigen, dass sie es sogar mit einer rein pflanzlichen Ernährung auf die vorderen Spitzenplätze ihrer jeweiligen Disziplin geschafft haben. Selbst im Mannschaftssport gab es immer wieder Ansätze, bei denen Trainer ihre Schützlinge motivieren konnten, sich mehr pflanzenbasiert oder sogar vegan zu ernähren. Zwar waren und sind diese Ansätze nicht immer von Erfolg gekrönt, doch auch das Gegenteil war nicht der Fall. Um beide Ansätze ranken sich genügend Mythen, die sie jeweils als das ultimative Erfolgsrezept verkaufen. Was sagt also die Wissenschaft?

Prinzipiell sei vorangestellt, dass auch für die Sporternährung gilt, was für die allgemeine Ernährung gilt: Solange die Nährstoffversorgung bedarfsgerecht ist, erfüllt jede Ernährungsweise ihren Zweck. Gleichzeitig gilt aber auch wie schon zuvor: Je mehr Lebensmittel aus einer Ernährungsweise ausgeschlossen werden, desto höher ist das Risiko für eine Nährstoffunterversorgung und desto bewusster und genauer muss die Ernährung gestaltet werden. Im Sinne der pflanzenbasierten Ernährung lässt sich also wiederum ableiten, dass vegane Ernährung ein höheres Risiko für einen Nährstoffmangel aufweist als vegetarische Ernährung und diese wiederum ein höheres Risiko als eine omnivore Ernährung. Wie wir im vorletzten Kapitel gesehen haben, gilt dies nicht nur für Mikronährstoffe wie Vitamine und Mineralstoffe, sondern auch für die Makronährstoffe wie Kohlenhydrate und Fett als vorrangige Energieträger sowie Proteine als Bausubstanz für Muskeln, Bindegewebe, Enzyme und weitere Proteinstrukturen in unserem Körper.

Mit Blick auf die Sporternährung erlangt vor allem der letztgenannte Aspekt nochmals eine größere Bedeutung, denn mit erhöhter körperlicher Aktivität steigen der Energieverbrauch und die Stoffwechselaktivität, was auch die Regenerationszyklen unserer Muskeln, Bindegewebe und Enzymsysteme betrifft. Grundsätzlich gilt daher auch hier, dass eine ausreichende Energieaufnahme aus möglichst komplexen Kohlenhydratquellen die Voraussetzung für eine optimale Verwertung der verfügbaren Proteinquellen ist. Wo dies nicht der Fall ist, wird Nahrungsprotein zur Energiebereitstellung verwendet, was sich schon nach wenigen Wochen negativ auf den Erhalt der vorhandenen Muskelmasse auswirken kann und einem Aufbau von Muskelmasse diametral entgegensteht.

Für eine rein pflanzliche Ernährung kommt weiterhin erschwerend hinzu, dass neben einer ausreichenden Energiezufuhr auch die Proteinqualität durch eine Kombination unterschiedlicher pflanzlicher Proteinquellen sichergestellt werden muss, gegebenenfalls unter Einsatz von Protein-Supplementen. Letzteres ist auch unter omnivoren Sportlern keine Seltenheit, wobei der Einsatz von Protein-Supplementen im Breitensport nicht notwendig wäre (dazu später mehr). Auch andere Aspekte, wie eine ausreichende Flüssigkeitszufuhr vor, während und nach körperlicher Belastung, ausreichende Regenerationszeiten und eine zielorientierte Trainingssteuerung behalten bei jeder Ernährungsweise ihre Gültigkeit.

Vor allem mit Blick auf das individuelle Trainingsziel ist es wichtig, zwischen Breiten-, Leistungs- und professionellem Hochleistungssport zu unterscheiden. Letzterer sollte hier nicht das Hauptthema sein, da Spitzensportler, die einer veganen oder vegetarischen Ernährung folgen, ohnehin über die Ressourcen und professionelle Betreuung verfügen, um ihre Leistungsziele zu erreichen, indem jegliche Risiken einer Fehlernährung und daraus resultierender Nährstoffunterversorgung minimiert werden. In den gängigen Studien werden auch keine Breitensportler in großer Zahl einbezogen, sondern sportlich aktive Menschen mit einem gewissen Leistungsanspruch, der aber oft bereits als leistungsorientiert oder semiprofessionell gelten kann. Die Ergebnisse eignen sich also als Orientierung, und es lassen sich allgemeine Empfehlungen daraus ableiten, die auch für den Breitensportler Sinn ergeben. Wie sieht nun die Realität aus?

Es gibt eine große Anzahl von Studien, die kleine Gruppen unter bestimmten Kriterien untersucht haben, was den Einfluss veganer oder vegetarischer Ernährung betrifft. Die Ergebnisse sind aber noch längst nicht belastbar, und eine Verallgemeinerung ist nicht zulässig, auch wenn dies in diversen populärwissenschaftlichen Informationsquellen oder proveganen Dokumentationen wie *The Game Changers* immer wieder geschieht. Ein 2023 erschienener Übersichtsartikel[43] hat aus 903 wissenschaftlichen Publikationen tatsächlich nur sechs herausgefiltert, die den angelegten Kriterien für aussagekräftige und belastbare Studien entsprachen. Je nach Studie wurden dort Vergleiche zwischen veganer, vegetarischer und omnivorer Ernährung gezogen, und das Bild ist sehr durchwachsen. Sowohl männliche als auch weibliche Sportler unter vegetarischer Ernährung hatten ein geringeres Körpergewicht, aber eine etwas höhere Magermasse, während der Fettanteil etwa gleich war wie bei Mischkost. Allein auf die

Muskelmasse bezogen hatten Vegetarier allerdings etwa sieben Prozent weniger vorzuweisen. Je nach Sportart kann eine vegetarische Ernährung das Gewichtsmanagement also durchaus unterstützen, allerdings müsste dabei auf einen ausreichenden »Muskelschutz« durch eine entsprechend gut kalkulierte Energie- und Proteinaufnahme geachtet werden. Diese war erwartungsgemäß bei veganen Sportlern am niedrigsten und lag mit einer Differenz von rund 600 Kilokalorien pro Tag zu einer omnivoren Ernährung in einem relevanten Ausmaß. Vegetarische Ernährung zeigte hingegen nur noch eine Differenz von etwa 120 bis 150 Kilokalorien. Vegetarier nahmen dabei anteilig deutlich mehr Energie aus Kohlenhydraten und Fett auf als Omnivore. Der Anteil aus Proteinen war zwar gleich, allerdings lag die Menge rund 17 Prozent unter der omnivoren Ernährung. Veganer hingegen hatten anteilig zwar eine noch höhere Energieaufnahme aus Kohlenhydraten, aber eine deutlich geringere Zufuhr aus Fett und Proteinen. Bei den Mikronährstoffen zeigten dagegen Vegetarier eine höhere Zufuhr an Eisen und Kalzium als omnivore Sportler. Interessant ist auch, dass vegetarische Sportler sich stärker an ihre Ernährungsvorgaben hielten als omnivore Sportler.

Was die Leistungsfähigkeit betrifft, zeigten sich bei Vegetariern höhere Werte für die maximale Sauerstoffaufnahmekapazität, die vor allem für Ausdauerleistungen relevant ist. Auch was die Maximalkraft betrifft, eine weitere Messgröße in der Leistungsdiagnostik, ergaben sich in einem Test höhere Werte für Vegetarier als für Omnivore, in anderen aber wieder nicht. Die bisweilen höheren Leistungswerte der Vegetarier könnten an der ebenfalls gemessenen Stabilität in der Verbrennung von Kohlenhydraten liegen, da diese bei Omnivoren während der Belastung abnahm. Möglicherweise ist eine höhere Kohlenhydratzufuhr, wie sie bei vegetarischer und veganer Ernährung der Fall ist, für dieses Stoffwechselverhalten im Rahmen der Trainingssteuerung hilfreich.

In Summe lässt sich zusammenfassen, dass eine pflanzenbasierte Ernährung kein Hindernis für eine hohe sportliche Leistungsfähigkeit darstellt. Im Gegenteil, sie kann aufgrund der höheren Aufnahme komplexer Kohlenhydrate sogar förderlich wirken, wenn auch sämtliche weiteren Nährstoffe in ausreichender Menge zur Verfügung gestellt werden. Für eine vegetarische Ernährung gilt dies noch mehr als für eine vegane Ernährung, da es bei Letzterer noch mehr auf eine akkurate Abstimmung des Ernährungsplans mit den angestrebten Leistungszielen ankommt. Für vegetarische und vegane Ernährung im Sport zeigt die Studienlage nochmals deutlicher als für die alltägliche Anwendung, wie wichtig eine ausreichende Energie- und Proteinzufuhr in der richtigen Qualität ist.

Was uns nochmals zu der Frage bringt, wie viel Protein für den normalen Sportler angemessen ist. Dazu kann die Empfehlung der Deutschen Gesellschaft für Ernährung dienen, dass 0,8 Gramm Protein pro Kilogramm Körpergewicht am Tag bereits eine solide Grundversorgung sicherstellen. Für Menschen über sechzig Jahre wird die Menge auf ein Gramm erhöht. Im Spitzensport kann der Bedarf allerdings auch deutlich über 2 Gramm und höher steigen. Wichtig ist, dass in diesen Empfehlungen bereits Sicherheitszuschläge enthalten sind und bei einer Zunahme an Muskelmasse durch die Berechnung pro Kilogramm Körpergewicht auch der Erhalt der Muskelmasse berücksichtigt ist. Für den Aufbau von Muskelmasse benötigt es auch keine exorbitante Mehrzufuhr an Protein, wie oftmals in diversen Produktbeschreibungen von Protein-Supplementen empfohlen wird. Da zum Beispiel für einen Zuwachs von zehn Kilogramm Muskelmasse in einem Jahr (was Profi-Niveau wäre) rund zwei Kilogramm Protein als Bausubstanz notwendig wären, würde dies eine tägliche Mehrzufuhr von insgesamt gut fünf Gramm bedeuten, was für einen 70 Kilogramm schweren Menschen etwa zusätzliche 0,08 Gramm pro Kilogramm Körpergewicht bedeuten würde. Also eine Erhöhung der Zufuhr von 0,8 Gramm auf rund 0,9 Gramm Protein pro Kilogramm Körpergewicht. Die durchschnittliche Proteinzufuhr in Deutschland liegt bereits bei über einem Gramm pro Kilogramm Körpergewicht, demnach ist eine Nahrungsergänzung in den meisten Fällen bei omnivorer Ernährung gar nicht notwendig. Vegetarische und vegane Sportler sollten die Proteinzufuhr dagegen im Blick haben und mit einer spezialisierten Ernährungsberatung mögliche Defizite, insbesondere auch bei der Proteinqualität (essenzielle Aminosäuren) ausgleichen.

Fest steht aber auch, dass sich niemand vegetarisch oder vegan ernähren muss, um sportliche Spitzenleistungen zu vollbringen, denn die überwältigende Mehrzahl sportlicher Höchstleistungen wurde von Menschen erbracht, die sich omnivor ernähren. Wer es allerdings aus ethischer Überzeugung mit vegetarischer oder veganer Ernährung versuchen will, sollte wissen, dass dem nichts entgegensteht.

Mythos 26

VEGANE ERNÄHRUNG IST EINTÖNIG

Ein Kritikpunkt an veganer Ernährung ist oftmals, dass diese eintönig sei. Schließlich verzichte man ja auf sämtliche tierischen Lebensmittel, und was bleibt dann noch übrig? Gerne wird auch das Bild des darbenden Veganers erzeugt, der traurig an einer Karotte oder sonst einem Gemüse knabbert. Dieses Bild ist ungerechtfertigt, denn die Welt der pflanzlichen Lebensmittel bietet eine deutlich größere Vielfalt, als viele Menschen wissen. Und sie ist um ein Vielfaches größer als die der tierischen Lebensmittel.

Laut der Welternährungsorganisation[44] besteht die weltweite Ernährung heute zu 75 Prozent nur aus zwölf Pflanzen- und fünf Tierarten. Dabei gibt es bis zu 12 000 essbare Pflanzenarten, von denen allerdings nur 150 bis 200 vom Menschen genutzt werden. Und nur drei davon tragen zu fast 60 Prozent der Kalorien und Proteine bei, die der Mensch aus Pflanzen aufnimmt: Reis, Weizen und Mais. Bei den tierischen Lebensmitteln nutzen wir Geflügel, Schwein, Rind und Fisch als Hauptnahrungsquellen. Es gibt natürlich noch eine große Variation an Wildfleisch, und auch Insekten sind für Milliarden Menschen ein Grundnahrungsmittel, vor allem in Asien und Afrika, aber auch in Südamerika. Doch wenn man sich die Basis der Ernährung ansieht, so besteht diese schon immer wesentlich auf einer jeweils regional unterschiedlichen Auswahl von Pflanzen, die sich im Laufe der Evolution des Menschen als Nahrungsmittel erwiesen haben. Unsere Ernährung war also schon immer pflanzenbasiert, ist es bis heute geblieben und wird es auch immer sein.

Machen wir also den Reality-Check und fangen mit der

Frage an, welche pflanzlichen Lebensmittel in Deutschland regional ausreichend verfügbar sind, weil sie hier angebaut werden können. Ausreichend bedeutet, dass das Angebot die Nachfrage decken kann, wobei die Nachfrage nicht unbedingt den Mengen entspricht, die wir nach den Empfehlungen von Fachgesellschaften wie der Deutschen Gesellschaft für Ernährung von einem Lebensmittel oder einer Lebensmittelgruppe verzehren sollten. So ist bekannt, dass wir im Vergleich zu den Empfehlungen zu wenig Obst und Gemüse, aber auch etwas zu wenig Milch und Milchprodukte sowie Fisch verzehren, dagegen z.B. zu viel Zucker und Fleisch.

In der Wirtschaftsstatistik wird jedoch nicht gemessen, ob die Verzehrempfehlungen von Fachgesellschaften eingehalten werden, sondern der sogenannte Selbstversorgungsgrad. Dieser wird grob gesagt so berechnet, dass die im Inland erzeugte Menge eines Lebensmittels ins Verhältnis zum Verbrauch im Inland gesetzt wird. Der Verbrauch im Inland entspricht der erzeugten Menge eines Lebensmittels minus den Exporten, aber plus Importe. Der so berechnete Selbstversorgungsgrad gibt also rein theoretisch an, wie gut der tatsächliche Verbrauch eines Lebensmittels aus regionaler Erzeugung im Inland gedeckt werden kann. Liegt der Selbstversorgungsgrad über 100 Prozent, dann ist die Selbstversorgung gesichert; liegt er darunter, müssen Importe die Nachfrage teilweise oder überwiegend abdecken. Liegt der Selbstversorgungsgrad sogar über 100 Prozent, dann wird auch deutlich mehr für den Export produziert.

Wie sieht es also aus? Laut amtlicher Statistik[45] haben wir bei pflanzlichen Lebensmitteln für Kartoffeln, Zucker und Getreide einen Selbstversorgungsgrad von 150, 149 und 109 Prozent. Für Obst und Gemüse liegt er hingegen nur bei 20 bzw. 38 Prozent. Keine guten Aussichten für eine abwechslungsreiche pflanzenbasierte oder gar rein pflanzliche Ernährung aus regionaler Erzeugung. Zumal, wie bereits geschrieben, unser Konsum von Zucker und auch von Kohlenhydraten aus Getreide und Kartoffeln deutlich über dem Soll liegt und wir damit überversorgt sind. Im Gegensatz dazu liegen wir bei Obst und Gemüse deutlich unterhalb der Empfehlungen für eine abwechslungsreiche sowie ausgewogene Ernährung, und bereits dieses (zu) niedrige Niveau können wir nur zu 20 bzw. 38 Prozent selbst bedienen. Das bedeutet, je mehr pflanzenbasiert die Ernährung in Deutschland ist oder wird, desto weniger werden diese Lebensmittel aus Deutschland kommen, zumindest was Obst und Gemüse betrifft. Wie im Kapitel über Nachhaltigkeitsaspekte der Ernährung in diesem Buchteil erläutert, ergeben sich daraus weitere Folgen, nicht zuletzt ein erhöhter Frischwasserverbrauch in den Regionen, in denen Obst und Gemüse für den Export nach Deutschland angebaut wird.

Man solle doch einfach mehr Obst und Gemüse in Deutschland anbauen, so lautet dann eine häufig gestellte Forderung. Schließlich könnten wir doch weniger Futtermittel anbauen, wenn mehr Menschen auf Fleisch oder auf tierische Lebensmittel generell verzichten würden. Das fehlende Protein könnten wir durch den Anbau von Hülsenfrüchten ausgleichen und zusätzlich noch etwas mehr Obst und Gemüse erzeugen.

Nun, auch hier liegt wohl ein großes Missverständnis vor. Der Selbstversorgungsgrad mit Hülsenfrüchten[46] liegt in Deutschland bei 53 Prozent. Immerhin, könnte man denken, doch ähnlich wie bei Obst und Gemüse essen wir insgesamt sehr wenig Hülsenfrüchte. Besser gesagt, mit einem Pro-Kopf-Verbrauch von nur etwa zwei Kilogramm im Jahr viel zu wenig, um damit nennenswert zur täglichen Proteinversorgung beitragen zu können. Derzeit werden laut einer Analyse[47] fast 220 000 Hektar Ackerfläche, also nur rund zwei Prozent der gesamten verfügbaren Ackerfläche, mit Hülsenfrüchten bestellt, sowohl für Nahrungs- als auch Futtermittel. Bis zu gut einer Millionen Hektar wären wohl für den Anbau geeignet, allerdings nur zum Teil für Hülsenfrüchte, die als Nahrungsmittel für den Menschen dienen können. Dadurch könnte der Verbrauch zwar auf bis zu zwölf Kilogramm pro Kopf im Jahr gesteigert werden, allerdings reicht dies für eine zuverlässige Versorgung mit Protein, zumal auch hochwertigem Protein, immer noch nicht aus, denn der Beitrag zur Proteinversorgung stiege dann gerade von gut einem Prozent auf über acht Prozent[48]. Das wäre zwar schon eine relevante Größenordnung, doch bei Weitem nicht ausreichend, um die Anteile von Fleisch, Milch und Milchprodukten sowie Eiern und Fisch zu ersetzen, die derzeit rund 60 Prozent der deutschen Proteinversorgung ausmachen. Hülsenfrüchte würden daher nur gerade etwa auf dem Niveau von Hühnereiern zur Proteinversorgung beitragen, und das in einer nicht annährend vergleichbaren Proteinqualität.

Zudem würde es immer noch an Gemüse und Obst fehlen. Was wäre hier möglich, und was lässt sich regional anbauen? Für Gemüse beträgt die Anbaufläche[49] in Deutschland rund 126 000 Hektar, also noch mal deutlich weniger als für Hülsenfrüchte. Davon werden knapp zwei Drittel durch Spargel, Zwiebeln, Salate, Möhren, Weißkohl und Kürbisse belegt. Bei Spargel, der mit 25 000 Hektar weit vorne liegt, haben wir einen Selbstversorgungsgrad von gut 80 Prozent[50], wir importieren ihn aber auch aus eher wasserknappen Regionen wie Spanien, Griechenland, Italien, Peru oder Mexiko. Wobei unser Verbrauch auch nur bei gut einem Kilogramm pro Kopf und Jahr liegt. Spargel braucht also verhältnismäßig viel Fläche für wenig Verbrauch und Nährwert, dafür ist er aber ein Stück kulinarische Tradition.

Das beliebteste Gemüse der Deutschen ist allerdings die

Tomate, und von der stammen gerade einmal vier Prozent des Verbrauchs aus Deutschland. Beim Obst[51] haben wir in Deutschland eine Anbaufläche von derzeit 75 000 Hektar, wobei sich Äpfel, Erdbeeren, Kirschen, Pflaumen und Zwetschgen, Heidelbeeren, Johannisbeeren und Birnen allerdings schon 90 Prozent dieser Anbaufläche teilen. Einsame Spitzenreiter sind mit gut 33 000 Hektar die Äpfel, und doch liegt auch hier unser Selbstversorgungsgrad[52] nur bei 48 Prozent, die Hälfte unseres Apfelverbrauchs wird also importiert. Bei Erdbeeren kommen wir nur auf 37 Prozent, bei Kirschen sogar nur auf 18 Prozent. Das zweitbeliebteste Obst in Deutschland nach den Äpfeln müssen wir zu 100 Prozent importieren: Bananen.

Kommen wir nun kurz zu den tierischen Lebensmitteln und ihrem Selbstversorgungsgrad[53]: Für Fleisch liegt dieser bei 121 Prozent, für Milch und Milchprodukte bei 112 Prozent und für Eier bei 73 Prozent. Insgesamt ist die Versorgung hier also gesichert, während wir ja weniger Fleisch und Eier essen sowie mehr Milch trinken könnten, wenn es nach den Empfehlungen der Deutschen Gesellschaft für Ernährung ginge. Was also tun?

Bereits für die pflanzlichen Lebensmittel, die wir derzeit hier in Deutschland verzehren (siehe Kapitel über Nachhaltigkeitsaspekte in diesem Buchteil), brauchen wir bereits 18 Millionen Hektar Ackerfläche, wir haben aber maximal elf bis zwölf Millionen zur Verfügung. Getränke auf pflanzlicher Rohstoffbasis sind da noch nicht einmal eingerechnet und würden nochmals sieben Millionen Hektar Fläche verbrauchen. Den hohen Selbstversorgungsgrad für tierische Lebensmittel könnten wir hingegen auf den rund fünf Millionen Hektar Weideland und den mit Futtermitteln angebauten Ackerflächen von ebenfalls rund fünf Millionen Hektar erwirtschaften. Zusätzlich wären dann nur rund drei Millionen

Hektar landwirtschaftliche Nutzfläche im Ausland notwendig. Bei geringerem Fleischkonsum wäre eine Versorgung mit tierischen Lebensmitteln aus eigener Erzeugung in Deutschland also ohne Weiteres zu nahezu 100 Prozent möglich. Für pflanzliche Lebensmittel und Getränke auf pflanzlicher Rohstoffbasis würden dagegen selbst bei theoretisch voller Ausschöpfung aller Ackerflächen in Deutschland immer noch mindestens 13 bis 14 Millionen Hektar Ackerfläche aus dem Ausland benötigt, und da wir dann nicht mehr genügend tierische Lebensmittel und Futtermittel in Deutschland erzeugen würden, wäre auch noch der Import dieser Lebens- und Futtermittel aus dem Ausland notwendig. Dort werden tierische Lebensmittel und auch Futtermittel unter deutlich schlechteren Umwelt- und Tierhaltungsbedingungen erzeugt, weshalb eine ausreichende Erzeugung im Inland durchaus Sinn macht. Denn wir werden auch aus ernährungsphysiologischen Gründen nicht auf sie verzichten können, wenn die Versorgung der deutschen Bevölkerung mit Grundnahrungsmitteln und insbesondere Protein sichergestellt bleiben soll.

Diese Überlegungen zeigen: Selbst eine rein pflanzliche Ernährung muss keinesfalls eintönig sein, da die Auswahl an pflanzlichen Lebensmitteln theoretisch groß genug ist. Allerdings ist sie in Deutschland weder von der Verfügbarkeit noch von der Vielfalt und auch von der Nährstoffversorgung her bevölkerungsweit umsetzbar, ohne den größten Teil der Lebensmittel aus dem Ausland zu importieren. Es ergibt also durchaus Sinn, dass die deutsche Ernährung vorrangig genau aus den Lebensmitteln besteht, die sich hier aufgrund der agrarökologischen und -wirtschaftlichen Bedingungen mit einem hohen Selbstversorgungsgrad erzeugen lassen: Fleisch, Milch, Eier, Kartoffeln und Getreide plus das lokale Gemüse und Obst. Man kann allerdings nicht behaupten, dass dieses Ernährungsmuster maximale Abwechslung bedeutet, es ist jedoch eine solide Grundlage für eine nährstoffdeckende Ernährung.

Eine vegane Ernährung, die abwechslungsreich, ausgewogen und nährstoffdeckend ist, wenn auch zwangsweise unter Einsatz von Nahrungsergänzungsmitteln, ist für einige Menschen in Deutschland möglich, ohne dass sie eintönig sein muss. Doch ohne Importlebensmittel geht es nicht, und deshalb ist sie als bevölkerungsweite Ernährungsform keine realistische Option.

Mythos 27

ALGEN – DAS NEUE SUPERFOOD

Wie im vorigen Kapitel klar wurde, besteht das Hauptproblem einer rein pflanzlichen Ernährung darin, dass nicht immer und überall sämtliche pflanzlichen Lebensmittel verfügbar sind, um eine abwechslungsreiche Ernährung zu ermöglichen und die Versorgung mit wichtigen Nährstoffen (vor allem mit hochwertigem Protein) sicherzustellen. Doch auch Jod und andere Mikronährstoffe sind bekanntlich potenzielle Mangelfaktoren, ebenso wie mehrfach ungesättigte Fettsäuren (siehe erster Buchteil). Nicht nur bei einer rein pflanzlichen Ernährung auf freiwilliger Basis können diese Nährstoffe in zu geringem Umfang aufgenommen werden, sondern auch in Weltregionen, wo Knappheit an tierischen Lebensmitteln herrscht, ist die ausreichende Versorgung eine große Herausforderung. Hinzu kommt noch, dass eine zunehmende Weltbevölkerung diese Versorgungsengpässe ausgerechnet genau dort verschärfen wird, wo sie heute bereits vorrangig existieren, also in Afrika und Asien. Aus diesem Grund haben die Menschen dort im Laufe der Zeit eine Vielzahl von Nahrungsquellen erschlossen, um die Versorgung mit sämtlichen Nährstoffen zu sichern. Im Unterschied zu unserem Kulturkreis gehört zu diesen Nahrungsquellen neben Insekten noch eine weitere interessante Kategorie: Algen.

Bei den Algen wird grob zwischen Makro- und Mikroalgen unterschieden. Wie es der Name vermuten lässt, sind Makroalgen größere mehrzellige Pflanzen, die gut mit dem bloßen Auge zu erkennen sind. Sie werden in Braun-, Rot- und Grünalgen unterteilt. Mikroalgen sind dagegen meist einzellig, doch werden auch sie für das Auge sichtbar, wenn sie in größerer Menge vorkommen. Makroalgen landen in den genannten Erdregionen zerkleinert oder im Ganzen bereits heute auf dem Teller, während Mikroalgen eher als Nahrungsergänzungsmittel gehandelt werden.

Gemein ist allen Algen, dass sie einen relativ hohen Proteingehalt[54] bezogen auf die Trockenmasse haben, der je nach Sorte allerdings variieren kann. Bei den Makroalgen liegt der Proteingehalt zwischen acht und 47 Prozent. Wenn wir zum Vergleich Fleisch heranziehen, so liegt der Proteingehalt dort bei etwa 60 Prozent bezogen auf die Trockenmasse. Algen können also durchaus mit anderen Proteinquellen mithalten, wobei die Rotalgen mit durchschnittlich acht bis 35 Prozent am meisten Protein enthalten, gefolgt von den Grünalgen mit neun bis 26 Prozent und den Braunalgen, die durchschnittlich auf einen Proteingehalt zwischen drei und 15 Prozent kommen. Einzelne Sorten können auch 40 Prozent Protein enthalten.

Doch entscheidend ist natürlich wie auch bei anderen pflanzlichen Lebensmitteln die Proteinqualität. Rotalgen enthalten sämtliche essenziellen Aminosäuren und stehen damit auch von der Proteinqualität her an vorderster Stelle. Grünalgen haben ebenfalls essenzielle Aminosäuren im Angebot, aber die Proteinverfügbarkeit kann durch andere Pflanzenbestandteile beeinträchtigt sein. Braunalgen zeigen dagegen nur sehr geringe bis keine Gehalte mancher essenzieller Aminosäuren, was die Proteinqualität deutlich mindert.

Interessant sind also vor allem die Rotalgen und zum Teil auch die Grünalgen. Die Proteinqualität ist im Vergleich zu den meisten pflanzlichen Proteinquellen generell als hoch einzustufen, ebenso wie der Gehalt an weiteren Nährstoffen[55]: vor allem B-Vitamine, auch Vitamin B_{12}, Vitamin A und Mineralstoffe wie Kalium, Natrium, Magnesium und Kalzium. Eisen oder Zink sind hingegen nur in geringen Mengen enthalten. Auch der Gehalt an mehrfach ungesättigten Fettsäuren erhöht die ernährungsphysiologische Wertigkeit. Dazu sind auch noch einige sekundäre Pflanzeninhaltsstoffe zu finden wie Carotinoide oder Chlorophylle und weitere Substanzen, die aus der Pflanzenwelt bekannt sind und teilweise mit gesundheitsförderlichen Wirkungen in Verbindung gebracht werden.

Auch bei den Mikroalgen kann der Proteingehalt[56] bis zu 60 Prozent der Trockenmasse ausmachen; die Proteinwertigkeit ist vergleichbar mit der von Makroalgen. Das Vorkommen von Mikronährstoffen wie Vitaminen und Mineralien sowie mehrfach ungesättigten Fettsäuren und sekundären Pflanzeninhaltsstoffen ist ebenfalls vergleichbar[57].

Das Interessante an Algen als mögliches Lebensmittel der Zukunft ist nun, dass sie Sonnenenergie sehr effizient verwerten und eine hohe Biomasseproduktivität zeigen. Unter den richtigen Bedingungen ließen sie sich also in großen Mengen als Lebensmittel herstellen. Die Forschung beschäftigt sich daher sowohl damit, wie die Produktion von Algen möglichst nachhaltig funktionieren könnte, als auch mit der Frage, wie sich Algen optimal verwerten ließen. Denn auch wenn aquatische Pflanzen in vielen Esskulturen vorkommen, so ist ihr Anteil an der Welternährung bislang sehr gering. Sie tragen weltweit mit weniger als einem halben Prozent[58] zur gesamten Proteinversorgung bei und machen selbst von der pflanzlichen Proteinversorgung nur rund ein halbes Prozent aus.

In Deutschland und auch anderen Ländern sind Algen aber bereits in Pulverform oder in Form vom Algenölen als Nahrungsergänzungsmittel erhältlich. Sie sollen wertvolles Protein und Nährstoffe liefern und werden damit auch gezielt zur Nahrungsergänzung bei veganer Ernährung beworben. Meistens handelt es sich um Mikroalgen-Präparate mit Chlorella- oder Spirulina-Algen.

Die Anwendung dieser Produkte ist allerdings nicht ohne Risiko. Zum einen können sie sehr hohe Gehalte an Jod aufweisen, was besonders bei Menschen mit einer Schilddrüsenfunktionsstörung ein gesundheitliches Risiko darstellt und auch bei schilddrüsengesunden Menschen zu einer Überdosierung führen kann[59]. Die Proteinzufuhr ist dagegen bei den geringen Tagesmengen, die durch eine Pille oder etwas Pulver aufgenommen werden, nicht der Rede wert und für eine Aufwertung der gesamten Proteinqualität bei rein pflanzlicher Ernährung bedeutungslos[60]. Zudem können zum Beispiel Spirulina-Algen Eisen binden und so auch eine antinutritive Wirkung entfalten, was den Nährstoffstatus sogar verschlechtern kann, anstatt ihn, wie eigentlich beabsichtigt, zu verbessern.

Auch wenn solche Produkte direkt oder indirekt gerne mit »proteinreich« oder »reich an Vitamin B_{12}« beworben werden, so ist dies nur gesetzlich erlaubt, wenn mit einer Tagesdosis mindestens 30 Prozent des täglichen Bedarfs gedeckt werden können. Das funktioniert weder für Protein noch für Vitamin B_{12}, wobei Letzteres in Algen ohnehin nicht in der chemischen Form vorkommt, die am besten in den Körper aufgenommen werden kann.

Einzig für die Zufuhr von mehrfach ungesättigten Fettsäuren scheint Algenöl eine nennenswerte Alternative zu sein, wenn man gänzlich auf Fisch und Meeresfrüchte verzichten muss[61]. Doch auch hier sollte man darauf achten, ein qualitativ hochwertiges Produkt zu nutzen, da die Präparate bisweilen mit anderen Ölen gemischt werden und die Zusammensetzung nicht immer klar und transparent gemacht wird.

Insgesamt ergibt sich für Algen als Lebensmittel ein durchmischtes Bild[62]: Einerseits haben manche von ihnen einen hohen Proteingehalt und eine hohe Proteinwertigkeit vorzuweisen. Und sie liefern auch wichtige Vitamine und Mineralstoffe sowie mehrfach ungesättigte Fettsäuren. Andererseits können sie zu viel Jod enthalten, und je nach Anbauregion reichern sie auch Schwermetalle oder andere giftige Substanzen an. Insgesamt können die Gehalte an Nährstoffen stark nach Saison und Erntezeitpunkt schwanken.

Eine Standardisierung von Algen oder daraus hergestellten Lebensmitteln und Präparaten ist daher zum heutigen Zeitpunkt kaum möglich. Die Deutsche Gesellschaft für Ernährung rät dazu, nicht mehr als ein Gramm Algen pro Tag zu essen und nur solche Produkte, bei denen der Jodgehalt und eine maximale Verzehrmenge angegeben werden. Gerade für Menschen, die aufgrund einer stark pflanzenbasierten oder sogar veganen Ernährung auf die sichere Zufuhr mancher Nährstoffe oder auch von Protein mit essenziellen Aminosäuren angewiesen sind, wäre daher eher ein klassisches Präparat zur Nahrungsergänzung zu empfehlen, statt Risiken durch Algenpräparate einzugehen. Hingegen ist der gelegentliche Verzehr von Speisealgen als Bestandteil einer Mahlzeit im Rahmen einer ausgewogenen Ernährung, die ansonsten sämtliche Nährstoffe in ausreichender Menge zuführt, ohne Risiko. Ob Algen jemals einen nennenswerten Beitrag zur Ernährung der Menschheit leisten werden, wird die Zukunft allerdings zeigen müssen.

Mythos 28

SEITAN, QUORN UND CO. SIND IMMER GUT VERTRÄGLICH

Grundsätzlich ist eine pflanzenbasierte Ernährung durchaus gesundheitsförderlich, wenn sie sämtliche Nährstoffe liefert, so viel ist in diesem Buch hoffentlich klar geworden. Bis zu einem gewissen Grad pflanzenbasierter Ernährung ist dies auch ohne größere Kenntnisse der ernährungsphysiologischen Wertigkeit von Lebensmitteln möglich, zum Beispiel bei der mediterranen oder auch vegetarischen Ernährung. Bei einem sehr hohen Anteil pflanzlicher Lebensmittel muss die Auswahl allerdings schon sehr gezielt getroffen werden; bei veganer Ernährung ist sogar die Einnahme von Nahrungsergänzungsmitteln zu empfehlen und für Vitamin B_{12} verpflichtend, um die Gesundheit nicht zu gefährden.

Insbesondere Ersatzprodukte für Fleisch, die mit Nährstoffen angereichert werden, sollen es nun nicht nur bei veganer Ernährungsweise erleichtern, entsprechende Nährstoffe wie Vitamin B_{12} aufzunehmen, sondern vor allem angehenden Vegetariern und der breiten Bevölkerung eine attraktive Alternative offenbaren, die einen Umstieg oder Verzicht von Fleisch erleichtert. Was mögliche gesundheitliche Vorteile von Fleischalternativen betrifft, so sind diese überschaubar bis nicht vorhanden (siehe Kapitel dazu im zweiten Buchteil). Hingegen sind die Inhaltsstoffe dieser hoch verarbeiteten Alternativprodukte bisweilen geeignet, vorhandene oder auch bislang unbekannte Nahrungsmittelunverträglichkeiten zu befördern.

Das eingängigste Beispiel dafür ist Seitan. Seitan besteht nahezu vollständig aus dem isolierten Weizenprotein Gluten. Dieser vielen Menschen gut bekannte Weizenbestandteil ist dafür verantwortlich, dass Weizenmehl beim Backen die erwünschte und charakteristische Krume ausbildet. Im molekularen Aufbau dieses sogenannten Kleberproteins bilden sich zwischen den einzelnen Glutenmolekülen winzige Verbindungen aus, die zu einer Vernetzung des Weizenproteins führen. Die beim Kneten und Backen in den Teig eingebrachte Luft kann dann so weit kleine Luftbläschen bilden, wie es die Zugfestigkeit des Teiges zulässt. Ohne Gluten gäbe es also nicht das Brot, wie wir es schätzen und gerne essen.

Diese strukturbildenden Eigenschaften kann man sich nun zunutze machen, um auch bissfeste Strukturen in Form von Schnitzeln, Wurst oder Nuggets zu formen, die sonst aus den Fasern von tierischem Muskelfleisch bestehen. Die Glutenmoleküle werden dazu ebenfalls zu Fasern vernetzt und dann in die gewünschte Form gebracht.

Leider ist aber ein Prozent der Menschen in Deutschland nicht in der Lage, Gluten egal aus welchem Nahrungsmittel aufzunehmen. Diese Menschen leiden unter Zöliakie. Bei dieser Erkrankung handelt es sich nicht um eine klassische Nahrungsmittelallergie (siehe nächstes Kapitel), auch wenn es eine immunologische Komponente gibt. Der Verzicht auf glutenhaltige Nahrungsmittel ist bei Zöliakie dennoch unumgänglich, da bereits kleinste Mengen eine entzündliche Reaktion der Darmschleimhaut verursachen können, was dauerhaft zu einer Schädigung führen und auch kurzfristig bereits die Nährstoffaufnahme beeinträchtigen kann.

Eine weitere Form der Glutenunverträglichkeit ist die sogenannte »Nicht-Zöliakie-Gluten-/Weizen-Sensitivität.« Diese Form der Unverträglichkeit ist schlecht diagnostizierbar, da sie oftmals auf der Selbsteinschätzung oder -diagnose der Betroffenen oder auch auf den Beobachtungen mehr oder weniger fachlich qualifizierter Ernährungsberatungen[63] beruht.

Häufig wird bei klassischen Unverträglichkeitsreaktionen

wie Verdauungsproblemen oder Unwohlsein einfach pauschal dazu geraten, einmal auf Gluten oder Weizen generell zu verzichten, wobei eine genauere Ursachenforschung dann oft weder eine Zöliakie noch eine Weizenproteinallergie ergibt. Durch solche pauschalen Fehldiagnosen werden womöglich ernsthafte Erkrankungen des Verdauungstraktes übersehen, und gleichzeitig wird unnötig auf die Nährstoffe verzichtet, die in Weizen und Weizenprodukten enthalten sind.

Letztlich ist diese Widersprüchlichkeit für Menschen, die bewusst auf Fleisch verzichten wollen und dazu auf Alternativprodukte umsteigen möchten, ein klassisches Beispiel, wie sich unterschiedliche Ernährungsweisen immer mehr vom eigentlichen Zweck der Ernährung entfremden, nämlich den Körper ausreichend mit Nährstoffen zu versorgen, damit er gesund und leistungsfähig bleibt. Die Zahl der Menschen, die von Zöliakie betroffen sind und für die ein Ersatzprodukt wie Seitan deshalb aus gesundheitlichen Gründen keine Alternative darstellt, ist ebenso groß wie die Zahl der Veganer in Deutschland, nämlich ein bis zwei Prozent. Hinzu kommen all jene, die freiwillig auf Weizenprodukte verzichten, obwohl sie für »Nicht-Zöliakie-Gluten-/Weizen-Sensitivität« keine gesicherte Diagnose erhalten haben. Dies würde in der ersten logischen Konsequenz den Schluss zulassen, dass die Motivation, auf Fleisch zu verzichten, vorrangig aus ethischer Überzeugung Sinn macht, aber nicht aus gesundheitlichen Gründen, da die Entscheidung für ein Alternativprodukt zu einer weiteren Einschränkung der Lebensmittelauswahl führen kann. Eine vegane oder vegetarische Ernährung bei gleichzeitig vorhandener Zöliakie oder »Nicht-Zöliakie-Gluten-/Weizen-Sensitivität« ist in der Praxis also nur sehr schwer umsetzbar. Doch auch andere Ersatzprodukte machen das Leben nicht unbedingt einfacher.

Während sich Seitan-Produkte durch die Eigenschaften

des Glutens sehr gut in Form bringen lassen, benötigt es für die Grundstoffe anderer Ersatzprodukte ein Bindemittel. So ist eine der ältesten Fleischalternativen zwar fleischfrei (Quorn), benötigt aber als Bindemittel Hühnerprotein. Es ist damit für eine vegetarische Ernährung geeignet, aber nicht für eine vegane Ernährungsweise. Und da die Legehennen für die Eierzeugung auch irgendwann im Schlachthaus landen, ist diese Variante meist nicht das, was sich Vegetarier vorstellen, wenn für ihr Essen keine Tiere sterben sollen.

Eine weitere Alternative sind daher Produkte, die auf der Basis von Soja-, Erbsen- oder sonstigen Proteinisolaten hergestellt werden. Doch auch diese Produkte benötigen ein Bindemittel, damit sie bei der Zubereitung nicht auseinanderfallen. Als ideales Bindemittel hat sich der Stoff Methylzellulose erwiesen, der vor seiner Zulassung als Lebensmittelzusatzstoff mit der E-Nummer 461 auch schon für die guten Bindeeigenschaften von Tapetenkleister gesorgt hat[64]. Nun ist es so, dass ein zugelassener Lebensmittelzusatzstoff per se keine Gesundheitsgefahr darstellt, wenn er nicht im Übermaß konsumiert wird. Das gilt eigentlich für alles, was wir uns einverleiben, schließlich macht die Dosis erst das Gift. Methylzellulose stammt dazu noch wie auch der Namensvetter Zellulose aus den Zellwandbestandteilen echter Pflanzen, ist also ein Ballaststoff. Ballaststoffe sind unverdauliche Kohlenhydrate und haben in der Regel einige positive Gesundheitswirkungen, doch es kommt auch hier wieder auf die Details an. Methylzellulose ist ein synthetischer Ballaststoff, der ursprünglich auch zur Anwendung als Abführmittel entwickelt wurde. Ab einer Zufuhr von sechs Gramm am Tag kann diese Wirkung daher bei Verzehr von Lebensmitteln eintreten, die Methylzellulose enthalten. Für manche Menschen ist auch schon eine geringere Dosis mit Verdauungsstörungen verbunden, daher stellt sich die Frage: Warum nicht einfach ein vollwertiges pflanzliches Lebensmittel verwenden, das natürliche Ballaststoffe enthält und viele weitere nützliche Nährstoffe, anstatt auf ein hoch verarbeitetes Kunstprodukt zurückzugreifen?

Außer Methylzellulose, die im Übrigen in Bioprodukten nicht enthalten sein darf, können auch noch eine Reihe von anderen Bindemitteln und Stabilisatoren zum Einsatz kommen: z.B. Johannisbrotkernmehl, Carrageen oder Xanthan. Auch diese Zutaten sind zugelassene Zusatzstoffe, doch auch sie sind für manche Menschen mit Unverträglichkeitsreaktionen verbunden, die sich in Verdauungsstörungen äußern. Insgesamt stellt sich damit die Frage: Warum sollte man aus ethischer, gesundheitlicher oder ökologischer Überzeugung auf Alternativprodukte zurückgreifen, die keinen gesundheitlichen Mehrwert bieten oder sogar gesundheitliche Probleme verursachen können, anstatt einfach auf möglichst gering verarbeitete pflanzliche Lebensmittel? Und tatsächlich machen es die meisten Menschen so, die sich ernsthaft mit veganer oder vegetarischer Ernährung auseinandersetzen, während hoch verarbeitete Ersatzprodukte meist bei der Kundschaft Absatz finden, die ihrer Gesundheit und der Umwelt damit vermeintlich etwas Gutes tun wollen, ohne viel nachdenken zu müssen.

Die tatsächlich sinnvollsten Alternativen basieren auf Tofu oder Tempeh. Beide haben Sojabohnen als Grundlage, im letzteren Fall wurden diese durch einen Edelschimmelpilz fermentiert. Die Verarbeitung gelingt ganz ohne Zusatzstoffe, und sie lassen sich inzwischen auch in unterschiedlichen geschmacklichen Varianten und Formen kaufen oder selbst mit Gewürzen verfeinern. Sojaprotein ist vergleichsweise hochwertig und wird vom Körper gut aufgenommen. Wer auf Fleisch verzichten will, ob ganz oder ein wenig, findet damit die beste Alternative. Es gibt nur eine Ausnahme: eine Sojaproteinallergie. Damit geht es im nächsten Kapitel weiter.

Mythos 29

PFLANZENBASIERTE ERNÄHRUNG IST ARM AN ALLERGENEN UND VERURSACHT KAUM INTOLERANZEN

Ein oftmals angeführtes Argument, um Menschen vom Verzicht auf Milch und Milchprodukte zu überzeugen, geht wie folgt: Der Mensch sei das einzige Lebewesen, das im Erwachsenenalter noch Milch trinke, und das sei vollkommen gegen die Natur – wer noch einen Beweis benötige, solle sich klarmachen, dass die überwiegende Mehrheit der Menschen keine Laktose verdauen kann, weil sie nun einmal nur für Babys und Kleinkinder bestimmt sei.

Das Prinzip des sogenannten naturalistischen Fehlschlusses haben wir in diesem Buchteil bereits an anderer Stelle besprochen: Genauso wenig wie unsere Ernährungsevolution dagegenspricht, sich rein pflanzlich ernähren zu können, so wenig spricht irgendetwas dagegen, als einziges Lebewesen auch noch im Erwachsenenalter Milch zu trinken. Doch hier kommt ein weiterer wichtiger Aspekt in der Debatte über pflanzenbasierte Ernährung zum Vorschein. Eine Nahrungsmittelunverträglichkeit wird bewusst ausgenutzt, um nicht nur den Allesesser zum Milchverzicht zu bewegen, sondern auch den Vegetarier, der sich noch Milch und Milchprodukte erlaubt. Oft wird der Milch auch noch nachgesagt, sie mache süchtig, und zwar aufgrund einer Variante des Milcheiweißes Kasein, weshalb es uns so besonders schwerfalle, vom Käse abzulassen – denn Käse ist schließlich nichts anderes als konzentrierte Milch mit noch größerem Suchtfaktor. Und wenn das noch nicht reicht, kann man auch noch etwas über eine

Milcheiweißallergie erzählen: Die komme auch öfter vor, als man denkt. Ach ja, und Wachstumsfaktoren in der Milch können auch noch Krebs auslösen (siehe dazu das Kapitel zu Krebserkrankungen im zweiten Buchteil). Milchkonsum scheint also ziemlich riskant zu sein; da sollte man doch schon aus reinem Selbstschutz auf Milch verzichten.

Fakt ist: Abgesehen davon, dass eine Laktoseintoleranz in sehr unterschiedlicher Ausprägung vorkommt und die meisten Menschen einen Becher Milch vertragen und fermentierte Milchprodukte oder Käse sowieso, liegt auch der Anteil von Menschen mit einer Milcheiweißallergie unterhalb von einem Prozent der Bevölkerung. Die »Suchttheorie« ist längst widerlegt; es besteht kein Hinweis darauf, dass sie für den Menschen überhaupt eine Rolle spielt[65]. Beim Thema Krebserkrankungen hat sich herausgestellt, dass der Konsum von Milch und Milchprodukten sogar schützende Wirkung haben kann. Doch warum wird derart mit Unverträglichkeitsreaktionen von Milch für den Verzicht argumentiert, aber nicht umgekehrt auch bei pflanzlichen Lebensmitteln? Grund genug gäbe es, wie wir gleich sehen werden, doch es scheint hier einfach weniger dogmatisch herzugehen.

Zunächst einmal gilt es bei Nahrungsmittelunverträglichkeiten zwischen einer Reaktion zu unterscheiden, die durch Antikörper unseres Immunsystems vermittelt wird, und solchen, die ohne Beteiligung solcher Antikörper ablaufen. Bei Letzteren spricht man auch von Intoleranzen. In der Regel fehlt Betroffenen ein Enzym, das für die Verdauung oder den Abbau bestimmter Lebensmittelinhaltsstoffe notwendig ist, wie im Falle der Laktose. Ist das Immunsystem beteiligt, dann spricht man bei klassischen Allergien von einer sogenannten IgG-vermittelten Immunreaktion. IgG bezeichnet eine von mehreren Antikörperklassen, und sie sind spezifisch involviert, wenn es um Nahrungsmittelallergien geht. Zudem gibt es auch noch nicht IgG-vermittelte Immunreaktionen bei Lebensmitteln, wie etwa bei Zöliakie (siehe voriges Kapitel). Die Auswahl ist also groß, und die überwiegende Anzahl von Intoleranzen, Allergien und sonstigen Nahrungsmittelunverträglichkeiten treten tatsächlich gegenüber pflanzlichen Lebensmitteln auf.

Wer über Laktose in Milch spricht, sollte also auch über Fruktose aus Obst sprechen. Eine Fruktoseintoleranz liegt vor, wenn die enzymatische Umwandlung von Fruktose zu Glukose in der Leber nicht funktioniert. Diese Form der Unverträglichkeit ist sehr selten und kann schwere gesundheitliche Folgen haben, doch eine andere Form kommt in Europa sogar doppelt so häufig vor wie die Laktoseintoleranz: die Fruktose-Malabsorption. In diesem Fall ist die Aufnahme der Fruktose im Dünndarm gestört, und es kann zu Durchfällen und starken Blähungen kommen wie bei der Laktoseintoleranz. Doch hat schon jemals jemand versucht, die Menschen mit dieser Tatsache vom Obstessen abzubringen?

Mit Blick auf Allergene haben pflanzliche Lebensmittel aber noch deutlich mehr zu bieten. Von den vierzehn Hauptallergengruppen entfällt knapp ein Drittel auf Milch, Eier, Fische, Krebs- und Weichtiere, während sich mehr als zwei Drittel auf pflanzliche Lebensmittel beziehen: Weizen, Roggen, Erdnüsse, Soja, Schalenfrüchte wie Mandeln und Haselnüsse, Sellerie, Senf, Sesamsamen und Lupine. Also auch noch ausgerechnet Soja, Erdnüsse, Schalenfrüchte und Lupine, allesamt wichtige pflanzliche Proteinquellen, vor allem bei rein pflanzlicher Ernährung. Auch die Deutsche Gesellschaft für Allergologie und klinische Immunologie weist in ihrem Positionspapier[66] zu veganen Kostformen ausdrücklich darauf hin. Und auch hier stellt sich die Frage: Hat jemals jemand versucht, Menschen diese Lebensmittel aufgrund ihres allergenen Potenzials madig zu machen? Nein, eher nicht.

Wir sollten dankbar sein, in einer Zeit zu leben, in der wir auf eine nie da gewesene Vielfalt sowohl von pflanzlichen als auch tierischen Lebensmittel zurückgreifen können. Zumindest in den wohlhabenden Ländern dieser Welt ist dies der Fall. Und wir bedauern es in der Regel selbst am meisten, wenn wir auf bestimmte Lebensmittel verzichten müssen, weil wir sie nicht vertragen. Auch in einer Tischgesellschaft reagieren wir voller Mitgefühl, wenn andere aus denselben Gründen bestimmte Lebensmittel weglassen müssen.

Während also manche Menschen aus gesundheitlichen Gründen dazu gezwungen sind, auf bestimmte Lebensmittel zu verzichten, zwingen die Lebensumstände in vielen weniger wohlhabenden Ländern die Menschen dort dazu, auf bestimmte Lebensmittel zu verzichten, weil sie schlicht nicht verfügbar oder viel zu kostspielig sind. Allein unfreiwilliger Fleischverzicht aufgrund mangelnder Verfügbarkeit von Fleisch betrifft laut einer Studie der Universität Amsterdam weltweit rund 1,5 Milliarden Menschen.

Diese Zwangslagen unterscheiden sich wesentlich vom Verzicht aus Überzeugung etwa aus religiösen Gründen oder tierethischen Aspekten. Milliarden Menschen jüdischen oder muslimischen Glaubens verzichten auf Schweinefleisch, Milliarden von Hindus verzichten auf Rindfleisch und Hunderte Millionen von Buddhisten vermeiden es generell, Fleisch zu essen wie auch ebenso viele Vegetarier. Und Millionen von Veganern essen strikt überhaupt keine tierischen Lebensmittel.

Die Überzeugung, das Richtige zu tun, kann ein sehr starker Antrieb sein, um Unvorstellbares zu leisten. Sie kann aber auch dazu führen, sich selbst und anderen Menschen großen Schaden zuzufügen, wenn dadurch die Gesundheit gefährdet wird. Wer eine Nahrungsmittelallergie hat, ist gezwungen, auf möglicherweise wichtige Nährstoffquellen zu verzichten. Wer die freie Auswahl hat, verfügt dagegen über einen unschätzbaren Vorteil.

Dieser Vergleich echter Zwangslagen mit dem Verzicht aus Überzeugung macht deutlich, dass jede Argumentation gegen Lebensmittel, die bereits seit Jahrtausenden oder sogar länger Bestandteil der menschlichen Ernährung sind, in sich ethisch fragwürdig ist, sobald sie auf vorgeschobenen Gesundheitsargumenten beruht. Das betrifft in der heutigen Debatte über gesunde und nachhaltige Ernährung leider sowohl pflanzliche als auch tierische Lebensmittel. Wer sich sein Essen nicht in einem prall gefüllten Supermarkt aussuchen kann oder bei wem der Verzehr im Zweifel sogar tödlich enden kann, weiß auch ohne Überzeugung den Wert jedes Lebensmittels zu schätzen, das noch zur Verfügung steht, insbesondere in Regionen, wo die natürlichen, gesellschaftlichen oder auch politischen Umstände die Lebensmittelauswahl bereits stark einschränken. Wer seine Lebensmittelauswahl aus Überzeugung einschränkt, muss sich das also leisten können und sollte nach Möglichkeit nicht auch noch unter einer Nahrungsmittelunverträglichkeit leiden.

Mythos 30

LEBENSMITTEL MIT V-LABEL SIND GESÜNDER

Ein Label existiert, damit Verbraucher im Supermarkt schnell erkennen können, welche »inneren Werte« ein Lebensmittel hat. Es gibt zwar auch Label auf unverpackter Ware, die als Aufkleber zum Beispiel auf Äpfeln oder Bananen zu sehen sind, aber vor allem bei verpackten Produkten sind Label ein wichtiges Instrument zur Kundenkommunikation. Und es gibt sie zuhauf: In einer Marktübersicht[67] aus dem Jahr 2017 gab es bereits über 1000 Labels, und seither sind es sicher nicht weniger geworden. Eines dieser Label ist das sogenannte »V-Label«. Es existiert für vegetarische und vegane Lebensmittel und wird durch ProVeg (ehemals Vegetarier-Verband) vergeben. Wer sein Produkt mit diesen Labels verkaufen möchte, absolviert eine Prüfung durch den Verband, bei der nachgewiesen werden muss, dass es keine Zutaten oder Substanzen von getöteten Tieren oder aus bestimmten Haltungsformen enthält. Das heißt, keine Schlachtprodukte oder Zutaten, die aus Fleisch oder Knochen hergestellt werden, keine Aromen tierischer Herkunft, keine Eier von Hühnern aus Käfighaltung oder andere Eier wie zum Beispiel Kaviar. Keine gentechnisch veränderten Organismen, keine tierischen Fette, Bratfette oder Margarinen, die Fischöl oder ähnliche Produkte enthalten. Keine Farbstoffe aus tierischen Bestandteilen. Kein Zucker, der mit Tierkohle gebleicht wurde, kein Gelée royale, keine Fischblasen; auch Klärung mit Gelatine ist nicht erlaubt. Für vegane Produkte wird zusätzlich ausgeschlossen, dass Milchprodukte, Geflügeleier, tierisches Wachs (Bienenwachs) oder irgendeine Art anderer Produkte tierischen Ursprungs enthalten sind. Generell müssen die

Hersteller nachweisen, dass sie nur Zutaten verwenden, die sie selbst nicht im Rahmen von Tierversuchen getestet oder andere damit beauftragt haben.

Mit diesen Regelungen ist scheinbar für alles gesorgt, doch ist damit neben Zutaten, die dennoch aus fragwürdigen Tierhaltungen stammen oder unter Einsatz tierischen Düngers erzeugt wurden, nicht ausgeschlossen, dass von derart gekennzeichneten Produkten nicht auch eine ernsthafte Gesundheitsgefahr ausgehen kann. Aufsehen erregte zuletzt der Fall[68] einer Frau, die in Mailand ein als vegan deklariertes Tiramisu verspeiste und infolge eines allergischen Schocks verstarb. Das Tiramisu enthielt Spuren von Kuhmilch, die durch die verwendeten Kekse in die Nachspeise eingebracht wurden, die wiederum auf einer Anlage hergestellt wurden, die auch zur Produktion von Mascarpone-Creme Verwendung fand. Die zwanzigjährige Frau bestellte das vegane Tiramisu aufgrund der Annahme, dass es frei von Milch- und Ei-Zutaten war, da sie darauf allergisch war. Das Fertigprodukt wurde durch den Hersteller an über sechzig Restaurants geliefert; es blieb glücklicherweise bei diesem Einzelfall.

Diese Problematik ist auch den deutschen Behörden zur Lebensmittelüberwachung[69] nicht unbekannt und ein Nachweis von Verunreinigungen erweist sich analytisch als Herausforderung. Der Verband ProVeg als Herausgeber der Lizenzen für das vegane beziehungsweise vegetarische Label kann die Kontrollfunktion ebenfalls nicht übernehmen, sondern die Hersteller müssen dafür Sorge tragen, dass ihre Produkte keine Verunreinigungen enthalten. Und in der Regel funktioniert dies auch, wie eine Untersuchung[70] des Bayerischen Landesamtes für Gesundheit und Lebensmittelüberwachung zeigte: Von fast 300 Proben waren über 80 Prozent ohne Beanstandung, und bei den restlichen Proben waren es die sonst auch bei nicht veganen oder nicht vegetarischen

Produkten auftretenden Vorfälle. Verunreinigungen mit tierischen Lebensmitteln oder Zutaten konnten nicht nachgewiesen werden. Dennoch führt die letztlich minimale Restunsicherheit dazu, dass vegane Produkte sicherheitshalber mit einem Allergiehinweis gekennzeichnet werden, dass Spuren von Milch oder einem anderen tierischen Lebensmittel enthalten sein könnten. Sicher ist sicher, denn aktuellere Produktanalysen[71] aus dem Vereinigten Königreich zeigen, dass über ein Drittel einer Stichprobe am Markt verfügbarer, als vegan deklarierter Produkte Spuren von Ei oder Milch enthielten, während über 80 Prozent der Konsumenten davon überzeugt waren, dass in vegan deklarierten Lebensmitteln keines dieser tierischen Lebensmittel enthalten sei. Und damit liegen sie auch prinzipiell richtig, nur entspricht es eben nicht immer der Realität. Daher ist es für Allergiker besonders wichtig, auch bei als vegan oder vegetarisch deklarierten Produkten im Lebensmitteleinzelhandel und in der Gastronomie Vorsicht walten zu lassen.

Auch in anderer Hinsicht bedeuten die Labels nicht immer, dass es sich um ein gesundheitsförderliches Produkt handelt. Anfang 2024 machte eine Marktstudie[72] der Verbraucherorganisation Foodwatch darauf aufmerksam, dass von fünfzehn Fleischersatzprodukten nur zwei eine grüne Bewertung durch die Nährwertampel-Kennzeichnung »Nutri-Score« erhielten. Die restlichen bekamen mittlere, schlechte und sehr schlechte Bewertungen. Der Grund lag in den langen Zutatenlisten mit aus gesundheitlicher Perspektive ungünstigen Inhaltsstoffen bzw. in dem hohen Salzgehalt und dem zu geringen Anteil an Ballaststoffen. Diese Analyse steht nicht allein; Produkttests ergeben regelmäßig zu hohe Salzgehalte. Hinzu kommen Mineralölbestandteile oder unerwünschte Zusätze wie Aromen in pflanzenbasierten Burgern[73,74], Chicken Nuggets[75], Wurstersatz[76] und Brotaufstrichen[77,78]. Diese Problematik begrenzt sich allerdings nicht nur auf vegane oder vegetarische Produkte, sondern auf sämtliche Fertigprodukte.

Letztlich ist bei jeder Art Label zu hinterfragen, was es aussagen kann und was nicht. Auch für das Vegan- oder Vegetarisch-Label ist seitens des Verbandes ProVeg klar festgelegt, wofür es stehen soll und kann. Dennoch ist die Wahrnehmung durch den Verbraucher oftmals eine andere, und das kann zu Fehleinschätzungen führen, die im Zweifelsfall sogar tödlich enden können. Die wohl schlaueste Art, sich vegan oder vegetarisch zu ernähren, ist es daher, mit möglichst vielen frischen Zutaten und Lebensmitteln zu kochen, die man selbst einkauft und verarbeitet. Wie bei jeder anderen Ernährungsweise auch.

FAZIT

Die drei Teile dieses Buches haben gezeigt, dass in der heutigen Debatte nahezu jeder Aspekt der Ernährung in unterschiedlichsten Perspektiven betrachtet wird. Anhand des großen Trends hin zu pflanzenbasierter Ernährung in verschiedenen Formen bis zur veganen Ernährung wird dies besonders deutlich: Ernährung dient zwar in erster Linie dem Erhalt von körperlicher sowie geistiger Gesundheit und Leistungsfähigkeit, kann aber um die Dimensionen ihrer Auswirkungen auf die Umwelt, die Gesellschaft, die Wirtschaft bis hin zu ethischen Fragen erweitert werden. Und so muss es sogar sein, denn wir wissen heute besser als früher, dass alle diese Bereiche über unsere körperlichen Bedürfnisse hinaus eng miteinander vernetzt sind. Mit diesem Wissen und einem besseren Verständnis wird zwangsläufig immer klarer, dass sich das Thema Ernährung von der einfachen Bedürfnisbefriedigung hin zu einem System von fast unüberschaubarer Komplexität entwickelt hat. Umso verständlicher, dass das Verlangen nach einfachen Erklärungen groß ist. Schließlich ist Ernährung an sich auch eine einfache Sache, denn jedes Lebewesen muss sich ernähren, und das funktioniert ohne große Anleitung. Daran hat sich bis heute nichts geändert, die Ernährungsphysiologie des Menschen ist in ihren Grundzügen seit fast hundert Jahren weitestgehend erforscht. Unsere Lebensmittellandschaft mag sich hier und da etwas verändert haben, die Produktvielfalt im Supermarkt ist bunt und abwechslungsreich, doch letztlich setzt sich unsere Ernährung seit Hunderten von Jahren aus den gleichen pflanzlichen und tierischen Rohstoffen zusammen. Und so wird es auch bleiben, auch wenn einzelne Ernährungsweisen vorgeben, die nahrhafteste, gesündeste, nachhaltigste oder ethisch vertretbarste Form der Ernährung zu sein.

Die Menschheit ist in vielen Teilen der Welt vor allem damit befasst, überhaupt ausreichend Kalorien, Protein und sonstige Nährstoffe zur produzieren, damit Kinder ein gesundes Wachstum haben und auch als Erwachsene auf eine hohe Lebensqualität hoffen dürfen. Dazu die notwendigen Lebensmittel zu erzeugen und nachfolgenden Generationen ausreichend Nahrungsquellen zu hinterlassen, setzt verantwortungsvolles Handeln voraus. Dieses Handeln sollte sich nicht an Dogmen oder Ideologien orientieren, sondern an einer optimalen Nährstoffversorgung bei minimalen Auswirkungen auf Umwelt und Klima unter Berücksichtigung ethischer Fragen, von denen die Tierethik eine ist.

DANK

Viele Menschen müssen mit Herz und Verstand zusammenarbeiten, damit am Ende ein Buch erscheinen kann. Deshalb bedanke ich mich zuerst bei Marjorie Rubach als Co-Geschäftsführerin bei M.R.EXPERT, die schon die Inspiration und Idee zu unserem 2022 bei Knaur MensSana erschienenen Vorgängerbuch *88 Ernährungs-Mythen – Was Sie über Ihr Essen wissen sollten* hatte. Ohne dieses Buch wäre das nun vorliegende Buch nicht entstanden.

Ich bedanke mich außerdem bei meinem Verlag, der es möglich macht, mit so vielen tollen Menschen gemeinsam ein Buchprojekt zu realisieren, namentlich Ulrike Strerath-Bolz in der Redaktion sowie Patricia Keßler, Carina Rüdell und Dr. Esther von Bruchhausen in der Pressearbeit, Sylvia Fleischer und Matthias Kuhlemann im Vertrieb und Patricia Ging sowie Sabine Jaenicke im Lektorat, die als Verantwortliche in der Programmplanung von »Bewusst leben« einen interessanten Rahmen für dieses Buch geschaffen hat. Zuletzt gilt mein Dank den vielen anderen Mitarbeiterinnen und Mitarbeitern, die ihren Beitrag zum Erscheinen dieses Buches geleistet haben, aber hier nicht namentlich erscheinen können.

ANMERKUNGEN

EINLEITUNG

1 https://www.linkedin.com/posts/dr-med-eckart-von-hirschhausen-750b69153_zwillingsstudie-zeigt-wer-sich-vegan-ern%C3%A4hrt-activity-7153340569182740494-SX9R/?originalSubdomain=de, 22.01.2024

TEIL 1 – DIE ZEHN GRÖSSTEN »ANTI PLANT-BASED«-MYTHEN

1 https://www.bmel.de/SharedDocs/Downloads/DE/_Ernaehrung/forsa-ernaehrungsreport-2023-tabellen.pdf?__blob=publicationFile&v=2, S. 30, 29.10.2023

2 https://www.dge.de/gesunde-ernaehrung/faq/pflanzenbasierte-ernaehrung/, 29.10.2023

3 https://www.dge.de/gesunde-ernaehrung/dge-ernaehrungsempfehlungen/, 29.10.2023

4 Breidenassel, C. et al. for the German Nutrition Society (DGE): The Planetary Health Diet in contrast to the food-based dietary guidelines of the German Nutrition Society (DGE). A DGE statement. Ernährungs Umschau 2022; 69(5): 56–72.e1–3

5 M.R.EXPERT-Berechnung nach https://www.fao.org/faostat/en/#data/FBS

6 12. Ernährungsbericht 2012, herausgegeben von der Deutschen Gesellschaft für Ernährung e.V. (DGE). Im Auftrag des Bundesministeriums für Ernährung, Landwirtschaft und Verbraucherschutz, Bonn 2012, S. 83

7 https://www.dge.de/gesunde-ernaehrung/faq/referenzwerte/, 29.10.2023

8 Gose, M. et al.: Trends in food consumption and nutrient intake in Germany between 2006 and 2012: results of the German National Nutrition Monitoring (NEMONIT). Br J Nutr. 2016 Apr;115(8):1498–507

9 12. Ernährungsbericht 2012, Herausgegeben von der Deutschen Gesellschaft für Ernährung e.V. (DGE). Im Auftrag des Bundesministeriums für Ernährung, Landwirtschaft und Verbraucherschutz, Bonn 2012, S. 64–67

10 Herreman, L. et al.: Comprehensive overview of the quality of

plant- And animal-sourced proteins based on the digestible indispensable amino acid score. Food Sci Nutr. 2020; 8:5379–5391
11 König, D. et al.: Proteins in sports nutrition. Position of the working group sports nutrition of the German Nutrition Society (DGE). Ernährungs Umschau 2020; 67(7): 132–9
12 M.R.EXPERT-Berechnung nach FAOSTAT 2019, https://www.fao.org/faostat/en/#data/FBS, 29.10.2023
13 Global Food Security Index (GFSI), Economist Impact, 2020
14 Boutas, I. et al.: Soy Isoflavones and Breast Cancer Risk: A Meta-analysis. In Vivo. 2022 Mar-Apr;36(2):556–562
15 Lynch, M.: Mutation and Human Exceptionalism: Our Future Genetic Load. Genetics. 2016 Mar;202(3):869–75
16 https://monographs.iarc.who.int/list-of-classifications/, 01.11.2023
17 https://www.bfr.bund.de/cm/343/isolierte_isoflavone_sind_nicht_ohne_risiko.pdf, 01.11.2023
18 Finkeldey, L. et al.: Effect of the Intake of Isoflavones on Risk Factors of Breast Cancer – A Systematic Review of Randomized Controlled Intervention Studies. Nutrients. 2021, 13, 2309
19 https://www.fao.org/faostat/en/#data/FBS, 01.11.2023
20 https://gco.iarc.fr/, 01.11.2023
21 Chaudhuri, G.R. et al.: Obesity and male infertility: multifaceted reproductive disruption. Middle East Fertil Soc J 27, 8 (2022)
22 Sumner, R.N. et al.: Independent and combined effects of diethylhexyl phthalate and polychlorinated biphenyl 153 on sperm quality in the human and dog. Sci Rep 9, 3409 (2019)
23 https://www.who.int/teams/nutrition-and-food-safety/databases/vitamin-and-mineral-nutrition-information-system/search-for-maps, 05.11.2023
24 Divi, R.L. et al.: Anti-thyroid isoflavones from soybean: isolation, characterization, and mechanisms of action. Biochem Pharmacol. 1997 Nov 15;54(10):1087–96
25 Doerge, D.R., Sheehan, D.M.: Goitrogenic and estrogenic activity of soy isoflavones. Environ Health Perspect. 2002 Jun;110 (Suppl 3):349–53
26 Otun, J. et al.: Systematic Review and Meta-analysis on the Effect of Soy on Thyroid Function. Sci Rep. 2019 Mar 8;9(1):3964
27 Eveleigh, E.R. et al.: Systematic review and meta-analysis of iodine nutrition in modern vegan and vegetarian diets. Br J Nutr. 2023 Nov 14;130(9):1580–1594

28 Bakaloudi, D.R. et al.: Intake and adequacy of the vegan diet. A systematic review of the evidence. Clin Nutr. 2021 May;40(5):3503–3521
29 https://www.iqwig.de/sonstiges/glossar/qaly.html, 25.11.2023
30 https://diabsurv.rki.de/Webs/Diabsurv/DE/diabetes-in-deutschland/4-40_Disability-adjusted_life_years_DALY.html, 25.11.2023
31 Cordova, R. et al.: Consumption of ultra-processed foods and risk of multimorbidity of cancer and cardiometabolic diseases: a multinational cohort study. The Lancet Regional Health – Europe, Volume 0, Issue 0, 100771
32 Crimarco, A. et al.: A randomized crossover trial on the effect of plant-based compared with animal-based meat on trimethylamine-N-oxide and cardiovascular disease risk factors in generally healthy adults: Study With Appetizing Plantfood-Meat Eating Alternative Trial (SWAP-MEAT). Am J Clin Nutr. 2020 Nov 11;112(5):1188–1199
33 Bröder, J. et al.: für die Arbeitsgruppe »(Stark) verarbeitete Lebensmittel« der DGE: Verzehr stark verarbeiteter Lebensmittel und ernährungsmitbedingte Erkrankungen: Eine systematische Übersichtsarbeit. In: Deutsche Gesellschaft für Ernährung (Hrsg.): 15. DGE-Ernährungsbericht. Vorveröffentlichung Kapitel 9. Bonn (2023) V2–V4
34 Gundry, S.: Böses Gemüse. Wie gesunde Nahrungsmittel uns krank machen. Lektine – die versteckte Gefahr im Essen. Beltz 2018
35 https://www.ernaehrungs-umschau.de/online-plus/31-01-2018-fragwuerdige-diskussion-um-lektinhaltige-lebensmittel/, 06.12.2023
36 Rubach, M.: Böses Gemüse – gibt's das wirklich? Deutsche Molkereizeitung, 2023
37 https://www.mri.bund.de/fileadmin/MRI/Institute/EV/NVSII_Abschlussbericht_Teil_2.pdf#page123, S. 95, 06.12.2023
38 https://www.who.int/news/item/17–07–2023-who-updates-guidelines-on-fats-and-carbohydrates, 06.12.2023
39 Neufingerl, N., Eilander, A.: Nutrient Intake and Status in Adults Consuming Plant-Based Diets Compared to Meat-Eaters: A Systematic Review. Nutrients. 2021 Dec 23;14(1):29
40 http://www.dge.de/gesunde-ernaehrung/faq/referenzwerte/, 06.12.2023
41 Reynolds, A. et al.: Carbohydrate quality and human health: a

series of systematic reviews and meta-analyses. Lancet. 2019 Feb 2;393(10170):434–445
42 http://www.dge.de/gesunde-ernaehrung/faq/pflanzenbasierte-ernaehrung/, 07.12.2023
43 z.B. https://www.folio-familie.de/produkte/, 07.12.2023
44 https://www.peta.de/veganleben/vegan-schwangerschaft/, 07.12.2023
45 http://www.dge.de/gesunde-ernaehrung/faq/faqs-vegane-ernaerung/, 07.12.2023
46 Melina, V. et al.: Position of the Academy of Nutrition and Dietetics: Vegetarian Diets. J Acad Nutr Diet. 2016 Dec;116(12):1970–1980
47 Sebastiani, G. et al.: The Effects of Vegetarian and Vegan Diet during Pregnancy on the Health of Mothers and Offspring. Nutrients. 2019 Mar 6;11(3): 557
48 Kesary, Y. et al.: Maternal plant-based diet during gestation and Pregnancy outcomes. Arch Gynecol Obstet 302, 887–898 (2020)
49 M.R.EXPERT-Berechnung nach https://www.fao.org/faostat/en/#data/FBS
50 M.R.EXPERT-Berechnung nach https://impact.economist.com/sustainability/project/food-security-index/
51 https://www.peta.de/neuigkeiten/vegane-ernaehrung-kinder-studie/, 08.12.2023
52 https://proveg.com/de/5-pros/gesundheit/veggie-lebensphase/vegetarisch-vegan-saeuglinge-kleinkinder/, 08.12.2023
53 https://www.aerzteblatt.de/nachrichten/146943/Kinderaerzte-raten-von-veganer-Ernaehrung-fuer-Kleinkinder-ab, 08.12.2023
54 https://www.dge.de/gesunde-ernaehrung/faq/faqs-vegane-ernaerung/, 08.12.2023
55 https://www.dailymail.co.uk/news/article-11158971/Vegan-mom-gets-life-murdering-18-month-son-weighed-17lb-died-strict-diet.html, 08.12.2023
56 https://www.thesun.co.uk/news/24414071/vegan-raw-food-parents-starve-daughter-death-refused-doctor/, 08.12.2023
57 https://www.washingtonpost.com/news/morning-mix/wp/2016/07/11/italian-baby-fed-vegan-diet-hospitalized-for-malnutrition/, 08.12.2023
58 https://abcnews.go.com/Health/Diet/vegans-life-starving-week-son/story?id=14508628, 08.12.2023

59 Koller, A. et al.: (2023) Health aspects of vegan diets among children and adolescents: a systematic review and meta-analyses, Critical Reviews in Food Science and Nutrition
60 Alexy, U.: Diet and growth of vegetarian and vegan children. BMJ Nutrition, Prevention & Health 2023; 6
61 Google-Suchanfragen vom 09.12.2023, aufgrund der Vielzahl von Ergebnissen keine Einzelreferenzen
62 https://www.bas-muenchen.de/themen/suechte/essstoerungen/, 09.12.2023
63 Bischoff, M.: Wenn der Speiseplan das Leben diktiert. MMW – Fortschritte der Medizin 163, 16–18 (2021)
64 Mazzolani, B.C. et al.: Disordered Eating Attitudes and Food Choice Motives Among Individuals Who Follow a Vegan Diet in Brazil. JAMA *Netw Ope*n 2023;6(6):e2321065
65 Sergentanis, T. et al.: Vegetarian Diets and Eating Disorders in Adolescents and Young Adults: A Systematic Review. *Children* 2021, *8*, 12
66 Bardone-Cone, A.M. et al.: The inter-relationships between vegetarianism and eating disorders among females. J Acad Nutr Diet. 2012 Aug;112(8):1247–52
67 https://register.awmf.org/assets/guidelines/051-026l_S3_Essstoerung-Diagnostik-Therapie_2020-03.pdf, 09.12.2023
68 https://www.rki.de/DE/Content/Gesundheitsmonitoring/Gesundheitsberichterstattung/GBEDownloadsJ/FactSheets/JoHM_03_2017_Praevalenz_Depression.pdf, 10.12.2023
69 https://www.rki.de/DE/Content/Gesundheitsmonitoring/Gesundheitsberichterstattung/GBEDownloadsT/depression.pdf?__blob=publicationFile, 10.12.2023
70 Jain, R. et al.: Association between vegetarian and vegan diets and depression: A systematic review. Nutr Bull. 2022 Mar;47(1):27–49

TEIL 2 – DIE ZEHN GRÖSSTEN »PRO PLANT-BASED«-MYTHEN

1 https://www.dkfz.de/de/presse/pressemitteilungen/2018/dkfz-pm-18-48-Vermeidbare-Risikofaktoren-verursachen-37-Prozent-aller-Krebsfaelle.php, 10.12.2023
2 Behrens, G. et al.: Cancers due to excess weight, low physical activity, and unhealthy diet—estimation of the attributable cancer burden in Germany. Dtsch Arztebl Int 2018 Sep 3;115:578–585

3 Medawar, E. et al.: Less Animal-Based Food, Better Weight Status: Associations of the Restriction of Animal-Based Product Intake with Body-Mass-Index, Depressive Symptoms and Personality in the General Population. Nutrients. 2020 May; 12(5), 1492
4 Orlich, M.J. et al.: Vegetarian dietary patterns and mortality in Adventist Health Study 2. JAMA Intern Med. 2013 Jul 8;173(13):1230–38
5 Key, T.J. et al.: Cancer incidence in vegetarians: results from the European Prospective Investigation into Cancer and Nutrition (EPIC-Oxford). Am J Clin Nutr. 2009 May;89(5):1620S–1626S
6 https://www.mri.bund.de/fileadmin/MRI/%C3%9Cber_das_MRI/Veranstaltungen/MRI_MRC2013_Abstracts_1.pdf, S. 16
7 https://www.wcrf.org/milk-and-prostate-cancer-how-are-they-linked/, 23.12.2023
8 https://www.krebsdaten.de/Krebs/DE/Home/homepage_node.html, 23.12.2023
9 Molina-Montes E., et al.: The Impact of Plant-Based Dietary Patterns on Cancer-Related Outcomes: A Rapid Review and Meta-Analysis. Nutrients. 2020 Jul 6;12(7): 2010
10 DeClercq, V. et al.: Plant-Based Diets and Cancer Risk: What is the Evidence? Curr Nutr Rep 11, 354–369 (2022)
11 Lescinsky, H. et al.: Health effects associated with consumption of unprocessed red meat: a Burden of Proof study. Nat Med. 2022 Oct;28(10):2075–2082
12 Koch, C.A. et al.: Vegetarian or vegan diets and blood lipids: a meta-analysis of randomized trials, European Heart Journal, Volume 44, Issue 28, 21 July 2023, 2609–2622
13 https://www.dge.de/fileadmin/dok/wissenschaft/leitlinien/fette/Gesamt-DGE-Leitlinie-Fett-2015.pdf, S. 155, 173
14 Tong, T.Y. et al.: Risks of ischaemic heart disease and stroke in meat eaters, fish eaters, and vegetarians over 18 years of follow-up: results from the prospective EPIC-Oxford study. BMJ. 2019 Sep 4;366:4897
15 Rees, K. et al.: Mediterranean-style diet for the primary and secondary prevention of cardiovascular disease. Cochrane Database Syst Rev. 2019 Mar 13;3(3):CD009825
16 Rees, K. et al.: Vegan dietary pattern for the primary and secondary prevention of cardiovascular diseases. Cochrane Database Syst Rev. 2021 Feb 25;2(2):CD013501
17 https://www.pcrm.org/health-topics/diabetes, 26.12.2023

18 Tonstad, S. et al.: Vegetarian diets and incidence of diabetes in the Adventist Health Study-2. Nutr Metab Cardiovasc Dis. 2013 Apr;23(4):292–99
19 Thompson, A.S. et al.: A healthful plant-based diet is associated with lower type 2 diabetes risk via improved metabolic state and organ function: A prospective cohort study. Diabetes Metab. 2023 Nov 28;50(1):101499
20 Pollakova, D. et al.: The Impact of Vegan Diet in the Prevention and Treatment of Type 2 Diabetes: A Systematic Review. Nutrients. 2021 Jun 21;13(6):2123
21 Barnard, N. D. et al.: A low-fat vegan diet improves glycemic control and cardiovascular risk factors in a randomized clinical trial in individuals with type 2 diabetes. Diabetes Care. 2006 Aug;29(8):1777–83
22 Tran, E. et al.: Effects of Plant-Based Diets on Weight Status: A Systematic Review. Diabetes Metab Syndr Obes. 2020 Sep 30;13:3433–3448
23 Key, T.J. et al.: Plant-based diets and long-term health: findings from the EPIC-Oxford study. Proc Nutr Soc. 2022 May;81(2):190–198
24 https://www.osteoporose.de/osteoporose/daten, 28.12.2023
25 Zheng, Y. et al.: The Hidden Dangers of Plant-Based Diets Affecting Bone Health: A Cross-Sectional Study with U.S. National Health and Nutrition Examination Survey (NHANES) Data from 2005–2018. Nutrients. 2023 Apr 6;15(7):1794
26 Menzel, J. et al.: Vegan Diet and Bone Health—Results from the Cross-Sectional RBVD Study. Nutrients. 2021, 13, 685
27 Tong, T.Y.N. et al.: Vegetarian and vegan diets and risks of total and site-specific fractures: results from the prospective EPIC-Oxford study. BMC Med. 2020 Nov 23;18(1):353
28 https://www.peta.de/veganleben/kalzium-vegane-ernaehrung/, 28.12.2023
29 https://www.ugb.de/ernaehrungsplan-praevention/saeure-basen-haushalt/, 29.12.2023
30 Fenton, T.R. et al.: Meta-analysis of the effect of the acid-ash hypothesis of osteoporosis on calcium balance. J Bone Miner Res. 2009 Nov;24(11):1835–40
31 Fenton, T.R. et al.: Causal assessment of dietary acid load and bone disease: a systematic review & meta-analysis applying Hill's epidemiologic criteria for causality. Nutr J. 2011 Apr 30;10:41

32 Keys, A. et al.: The diet and 15-year death rate in the seven countries study. Am J Epidemiol. 1986 Dec;124(6):903–15
33 http://www.dge.de/presse/meldungen/2011–2018/weniger-fleisch-auf-dem-teller-schont-das-klima/dge-empfiehlt-auf-fettmenge-und-qualitaet-achten/, 30.12.2023
34 http://www.dge.de/presse/meldungen/2011-2018/weniger-fleisch-auf-dem-teller-schont-das-klima/dge-empfiehlt-auf-fettmenge-und-qualitaet-achten/, 30.12.2023
35 Heuer, T. et al.: Food consumption of adults in Germany: results of the German National Nutrition Survey II based on diet history interviews. Br J Nutr. 2015 May 28;113(10):1603–14
36 Abdelhamid, A.S. et al.: Polyunsaturated fatty acids for the primary and secondary prevention of cardiovascular disease. Cochrane Database Syst Rev. 2018 Nov 27;11(11)
37 Abdelhamid, A.S. et al.: Omega-3 fatty acids for the primary and secondary prevention of cardiovascular disease. Cochrane Database Syst Rev. 2018 Jul 18;7(7):CD003177
38 https://www.vzbv.de/urteile/gesundheitswerbung-fuer-becel-proaktiv-ist-unzulaessig, 30.12.2023
39 https://www.test.de/Cholesterinsenkende-Lebensmittel-Strengere-Kennzeichnung-fuer-Becel-pro-activ-Co-4670916–0/, 30.12.2023
40 Judd, J.T. et al.: Effects of margarine compared with those of butter on blood lipid profiles related to cardiovascular disease risk factors in normolipemic adults fed controlled diets. Am J Clin Nutr. 1998 Oct;68(4):768–77
41 Tonstad, S. et al.: Serum cholesterol response to replacing butter with a new trans-free margarine in hypercholesterolemic subjects. Nutr Metab Cardiovasc Dis. 2001 Oct;11(5):320–6
42 Pimpin, L. et al.: Is Butter Back? A Systematic Review and Meta-Analysis of Butter Consumption and Risk of Cardiovascular Disease, Diabetes, and Total Mortality. PLoS One. 2016 Jun 29;11(6):e0158118
43 https://www.bmel.de/SharedDocs/Downloads/DE/_Ernaehrung/NVS_ErgebnisberichtTeil2.pdf?__blob=publicationFile&v=2, 31.12.2023
44 Kiesswetter, E. et al.: Effects of Dairy Intake on Markers of Cardiometabolic Health in Adults: A Systematic Review with Network Meta-Analysis. Adv Nutr. 2023 May;14(3):438–450

45 https://www.mri.bund.de/fileadmin/MRI/News/Dateien/Ern%C3%A4hrungsphysiolog-Bewertung-Milch-Milchprodukte.pdf, 31.12.2023
46 https://www.krebsdaten.de/Krebs/DE/Content/Krebsarten/Darmkrebs/darmkrebs_node.html, 31.12.2023
47 Shkembi, B. & Huppertz, T.: Calcium Absorption from Food Products: Food Matrix Effects. Nutrients. 2022,14,180
48 Walther, B. et al.: Comparison of nutritional composition between plant-based drinks and cow's milk. Front Nutr. 2022 Oct 28;9:988707
49 Moore, S. S. et al.: How animal milk and plant-based alternatives diverge in terms of fatty acid, amino acid, and mineral composition, npj Sci Food 7, 50 (2023)
50 de Marco Castro, E. et al.: Peripheral Amino Acid Appearance Is Lower Following Plant Protein Fibre Products, Compared to Whey Protein and Fibre Ingestion, in Healthy Older Adults despite Optimised Amino Acid Profile. Nutrients. 2022, 15, 35 https://pubmed.ncbi.nlm.nih.gov/36615694/
51 https://gfieurope.org/plant-based-meat-and-health-in-europe/, 31.12.2023
52 Gibbs, J. & Leung, G.-K.: The Effect of Plant-Based and Mycoprotein-Based Meat Substitute Consumption on Cardiometabolic Risk Factors: A Systematic Review and Meta-Analysis of Controlled Intervention Trials. *Dietetics* 2023, *2*, 104–122
53 Crimarco, A. et al.: A randomized crossover trial on the effect of plant-based compared with animal-based meat on trimethylamine-N-oxide and cardiovascular disease risk factors in generally healthy adults: Study With Appetizing Plantfood-Meat Eating Alternative Trial (SWAP-MEAT). Am J Clin Nutr. 2020 Nov 11;112(5):1188–1199
54 Farsi, D.N. et al.: Substituting meat for mycoprotein reduces genotoxicity and increases the abundance of beneficial microbes in the gut: Mycomeat, a randomised crossover control trial. Eur J Nutr 2023 Apr;62(3):1479–1492
55 Bottin, J.H. et al.: Mycoprotein reduces energy intake and postprandial insulin release without altering glucagon-like peptide-1 and peptide tyrosine-tyrosine concentrations in healthy overweight and obese adults: a randomised-controlled trial. British Journal of Nutrition. 2016 Jul;116(2):360–374
56 Toribio-Mateas, M.A.; Bester, A.; Klimenko, N.: Impact of

Plant-Based Meat Alternatives on the Gut Microbiota of Consumers: A Real-World Study. *Foods* 2021, *10*, 2040
57 Pham, T. et al.: Plasma Amino Acid Appearance and Status of Appetite Following a Single Meal of Red Meat or a Plant-Based Meat Analog: A Randomized Crossover Clinical Trial. Curr Dev Nutr. 2022 May 4;6(5):nzac082
58 Mayer Labba, I.C. et al.: Nutritional Composition and Estimated Iron and Zinc Bioavailability of Meat Substitutes Available on the Swedish Market. Nutrients. 2022 Sep 21;14(19):3903
59 van Vliet, S. et al.: A metabolomics comparison of plant-based meat and grass-fed meat indicates large nutritional differences despite comparable Nutrition Facts panels. Sci Rep 11, 13828 (2021)

TEIL 3 – ZEHN WEITERE POPULÄRE »PLANT-BASED«-MYTHEN

1 https://www.netflix.com/de/title/81214929, 01.01.2024
2 https://www.netflix.com/de/title/81133260, 01.01.2024
3 https://www.netflix.com/de/title/81157840, 01.01.2024
4 Fedurek, P. et al.: Maternal cannibalism in two populations of wild chimpanzees. Primates 2020 Mar;61(2):181–187
5 Z.B. https://youtu.be/zONAYYcoLko?feature=shared, Minute 59:28 ff.
6 https://ev-akademie-darmstadt.de/wp-content/uploads/2019/11/Liste_der_Ethik-Modelle.pdf, 01.01.2024
7 Starck, D.: Vergleichende Anatomie der Wirbeltiere auf evolutionsbiologischer Grundlage. Band 3: Organe des aktiven Bewegungsapparates, der Koordination, der Umweltbeziehung, des Stoffwechsels und der Fortpflanzung, Springer, 1982
8 Watanabe, F. & Bito, T.: Vitamin B12 sources and microbial interaction. Exp Biol Med (Maywood). 2018 Jan;243(2):148–158
9 Zink, K.D. & Lieberman, D.E.: Impact of meat and Lower Palaeolithic food processing techniques on chewing in humans. Nature 531, 2016, 500.
10 Für Interessierte: Wagner, A.: Life Finds a Way: What Evolution Teaches Us About Creativity. Basic Books, 2019
11 Hörmann-Wallner, M. et al.: Ernährungsforschung: Frühkindliche Geschmacksprägung. Schweizer Zeitschrift für Ernährungsmedizin 3/2020, S. 6 ff.

12 Wang, Y. et al.: Metal Ions Activate the Human Taste Receptor TAS2R7. Chem Senses. 2019 May 29;44(5):339–347
13 Der Klima-Appell des Dalai Lama an die Welt: Schützt unsere Umwelt. Benevento, 2020, 93
14 M. R.EXPERT-Recherche im Gandhi-Haus, Mumbai, 15.08.2023
15 Yaseen, N.R. et al.: Genetics of vegetarianism: A genome-wide association study. PLoS One. 2023 Oct 4;18(10):e0291305
16 https://youtu.be/cLNTgeqt9FY?feature=shared, 06.01.2024
17 M. R.EXPERT-Berechnung nach FAOSTAT und WHO-Health-Data 2020
18 https://www.netflix.com/de/title/81133260, 01.01.2024
19 https://med.stanford.edu/news/all-news/2023/11/twin-diet-vegan-cardiovascular.html, 01.01.2024
20 Schratz, K.E. et al.: T cell immune deficiency rather than chromosome instability predisposes patients with short telomere syndromes to squamous cancers. Cancer Cell. 2023 Apr 10;41(4):807–817.e6
21 Gielen, M. et al.: TELOMAAS group. Body mass index is negatively associated with telomere length: a collaborative cross-sectional meta-analysis of 87 observational studies. Am J Clin Nutr. 2018 Sep 1;108(3):453–475
22 Döschner, L. et al.: Effects of a Short-Term Vegan Challenge in Older Adults on Metabolic and Inflammatory Parameters-A Randomized Controlled Crossover Study. Mol Nutr Food Res. 2024 Jan 7:e2300623
23 Landry, M.J. et al.: Supplementary Data 2, eFigure2 und eTable2
24 M. R.EXPERT-Berechnung nach FAOSTAT und GFSI 2020
25 M. R.EXPERT-Berechnung nach FAOSTAT und GFSI 2020
26 M. R.EXPERT-Berechnung nach FAOSTAT und Weltbank
27 Bajracharya, R. et al.: Food Sources of Animal Protein in Relation to Overall and Cause-Specific Mortality-Causal Associations or Confounding? An Analysis of the EPIC-Heidelberg Cohort. Nutrients. 2023 Jul 26;15(15):3322
28 https://www.thuenen.de/media/publikationen/thuenen-report/Thuenen-Report_73_Vol1.pdf#page108, 48
29 https://www.fao.org/3/cc9029en/cc9029en.pdf
30 https://www.thuenen.de/media/publikationen/thuenen-report/Thuenen-Report_73_Vol2.pdf, S. 70
31 M. R.EXPERT-Berechnung nach FAOSTAT 2020
32 https://www.fao.org/3/cc3134en/cc3134en.pdf, 07.01.23

33 M.R.EXPERT-Berechnung nach FAOSTAT bei einer durchschnittlichen Kalorienversorgung von 1 800–2 100 kcal/Tag
34 M.R.EXPERT-Berechnung nach Halpern, B.S. et al.: The environmental footprint of global food production. Nat Sustain 5, 1027–1039 (2022), Supplementary Data 1
35 https://www.thuenen.de/media/publikationen/thuenen-report/Thuenen-Report_73_Vol1.pdf#page 108, 48
36 https://www.thuenen.de/media/publikationen/thuenen-report/Thuenen-Report_73_Vol2.pdf, 70
37 https://www.ble.de/SharedDocs/Downloads/DE/BZL/Daten-Berichte/Futter/Futteraufkommen21–22.xlsx, 07.01.2024
38 https://data.apps.fao.org/aquastat/?lang=en, 07.01.2024
39 Mekonnen, M.M. & Hoekstra, A.Y. (2010): The green, blue and grey water footprint of farm animals and animal products. Value of Water, 48
40 https://www.wwf.de/fileadmin/fm-wwf/Publikationen-PDF/Landwirtschaft/WWF-Studie-Kulinarischer-Kompass-Wasser.pdf, 33
41 M.R.EXPERT-Berechnung nach Halpern, B.S. et al.: The environmental footprint of global food production. Nat Sustain 5, 1027–1039 (2022), Supplementary Data 1
42 M.R.EXPERT-Berechnung nach Halpern, B.S. et al.: The environmental footprint of global food production. Nat Sustain 5, 1027–1039 (2022), Supplementary Data 1
43 Hernández-Lougedo, J. et al.: The Relationship between Vegetarian Diet and Sports Performance: A Systematic Review. Nutrients. 2023 Nov 6;15(21):4703
44 https://www.fao.org/3/y5609e/y5609e02.htm, 12.01.2024
45 https://www.ble.de/SharedDocs/Downloads/DE/BZL/Informationsgrafiken/230203_Selbstversorgungsgrad.jpg
46 https://www.bzl-datenzentrum.de/versorgungsbilanzen/huelsenfruechte, 12.01.2024
47 https://www.ble.de/SharedDocs/Downloads/DE/BZL/Daten-Berichte/OeleFette/JaehrlicheErgebnisse/2021_Bericht_Marktlage_Huelsenfruechte.pdf
48 M.R.EXPERT-Berechnung nach FAOSTAT
49 https://www.ble.de/SharedDocs/Downloads/DE/BZL/Informationsgrafiken/230526_Gemueseanbau.jpg
50 https://www.ble.de/SharedDocs/Downloads/DE/BZL/Informationsgrafiken/230428_Spargel.jpg

51 https://www.landwirtschaft.de/fileadmin/SITE_MASTER/content/Bilder/Infografiken/BZL_Obstanbau_1710.jpg
52 https://www.landwirtschaft.de/landwirtschaft-verstehen/wie-funktioniert-landwirtschaft-heute/markt-und-handel/der-selbstversorgungsgrad-wie-ist-es-um-die-versorgung-mit-lebensmitteln-in-deutschland-bestellt
53 https://www.ble.de/SharedDocs/Downloads/DE/BZL/Informationsgrafiken/230203_Selbstversorgungsgrad.jpg
54 O' Brien, R. et al.: Macroalgal Proteins: A Review. Foods 2022, 11, 571
55 Biris-Dorhoi, E.-S. et al.: Macroalgae – A Sustainable Source of Chemical Compounds with Biological Activities. Nutrients. 2020 Oct 11;12(10):3085
56 Wang, Y. et al.: Microalgae as Sources of High-Quality Protein for Human Food and Protein Supplements. Foods. 2021 Dec 4;10(12):3002
57 Ampofo, J. & Abbey, L., Microalgae: Bioactive Composition, Health Benefits, Safety and Prospects as Potential High-Value Ingredients for the Functional Food Industry. Foods. 2022 Jun 14;11(12):1744
58 M.R.EXPERT-Berechnung nach FAOSTAT, 14.01.2024
59 https://www.verbraucherzentrale.de/wissen/lebensmittel/nahrungsergaenzungsmittel/oft-zu-viel-jod-in-meeresalgen produkten-8540, 14.01.2024
60 https://www.verbraucherzentrale.de/wissen/lebensmittel/nahrungsergaenzungsmittel/spirulina-viel-gruen-und-wenig-dahinter-21053, 14.01.2024
61 https://www.verbraucherzentrale.de/wissen/lebensmittel/gesund-ernaehren/ist-algenoel-eine-pflanzliche-alternative-fuer-omega3fettsaeuren-51990, 14.01.2024
62 https://www.verbraucherservice-bayern.de/themen/ernaehrung/algen-dem-trendlebensmittel-auf-der-spur, 14.01.2024
63 https://www.dgaki.de/wp-content/uploads/2018/08/Reese-I-et-al-Nicht-Zoeliakie-Gluten-Weizen-Sensitivitaet-NCGS-DGAKI-Positionspapier-Allergo-Journal-8-2018.pdf, 14.01.2024
64 https://www.vzhh.de/themen/lebensmittel-ernaehrung/zusatzstoffe/ist-methylcellulose-lebensmitteln-schaedlich, 14.01.2024
65 https://www.kern.bayern.de/mam/cms03/wissenschaft/dateien/kurzpublikation__a1-_versus_a2-milch.pdf

66 Reese, I. et al.: Vegan diets from an allergy point of view – Position paper of the DGAKI working group on food allergy. Allergol Select. 2023 Mar 31;7:57–83
67 http://verbraucher.org/media/file/421.9_TH229_Basiswissen_Labels.pdf, 21.01.2024
68 https://www.stern.de/panorama/mailand--frau-isst-vermeintlich-veganes-tiramisu---und-stirbt-33279800.html, 21.01.2024
69 https://www.lgl.bayern.de/publikationen/doc/band11_alternative_ernaehrungsformen_neuartige_lebensmittel.pdf, 24.
70 https://www.lgl.bayern.de/lebensmittel/kennzeichnung/taeuschungsschutz/kennzeichnungsmaengel/ue_2018_vegan_vegetarisch.htm, 21.02.2024
71 https://www.corporatecrime.co.uk/post/vegan-labeling, 21.01.2024
72 https://www.foodwatch.org/de/foodwatch-marktcheck-zum-veganuary-vegane-fleischersatzprodukte-haeufig-unausgewogen, 21.01.2024
73 Stiftung Warentest 05/2021, 14
74 Ökotest 07/2023, 43 ff.
75 Ökotest 08/2023, 42 ff.
76 Ökotest 04/2022, 50 ff.
77 Stiftung Warentest 06/2020, 13 ff.
78 Ökotest 09/2020, 48 ff.